Wo Sport Spaß macht

Deutscher Turner-Bund (Hrsg.)

Sturzprophylaxe-Training

Clemens Becker · Ellen Freiberger · Antje Hammes
Ulrich Lindemann · Petra Regelin · Jörn Winkler

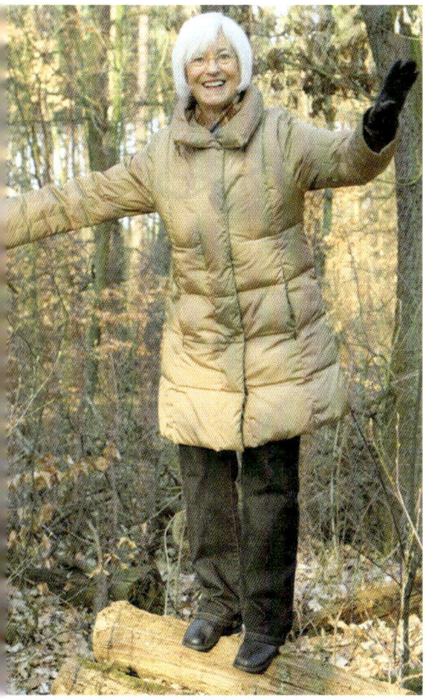

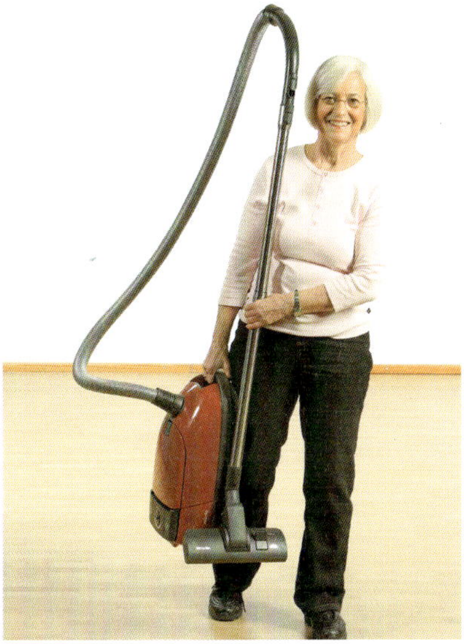

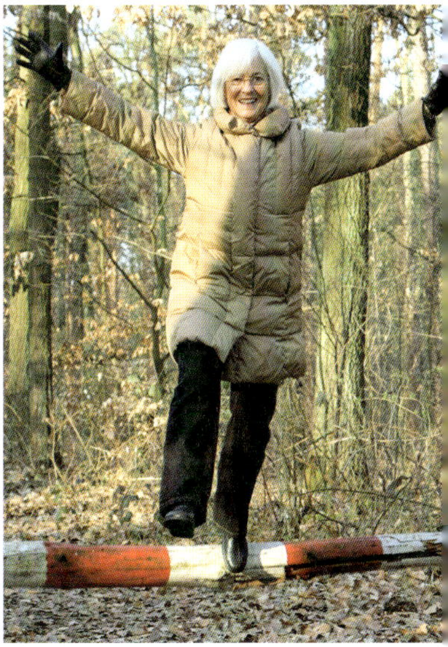

Meyer & Meyer Verlag

Sturzprophylaxe-Training

Bibliografische Information der Deutschen Bibliothek
Die Deutsche Bibliothek verzeichnet diese Publikation in der Deutschen Nationalbibliografie; detaillierte bibliografische Details sind im Internet über <http://dnb.ddb.de> abrufbar.

4. Auflage 2018
Auckland, Beirut, Dubai, Hägendorf, Hongkong, Indianapolis, Kairo, Kapstadt, Manila, Maidenhead, Neu-Delhi, Singapur, Sydney, Teheran, Wien

Member of the World Sport Publishers' Association (WSPA)

Gesamtherstellung: Print Consult GmbH, München

FSC www.fsc.org MIX Paper from responsible sources FSC® C084279

ISBN 978-3-89899-579-5
E-Mail: verlag@m-m-sports.com
www.dersportverlag.de

Sturzprophylaxe-Training

Hinweise:

Die vorliegende Broschüre wurde sorgfältig erarbeitet. Dennoch erfolgen alle Angaben ohne Gewähr. Weder der Verlag noch der Herausgeber oder die Autoren können für eventuelle Nachteile oder Schäden, die aus dem vorliegenden Buch resultieren, Haftung übernehmen.

Diese Veröffentlichung ist aus Gründen der besseren Lesbarkeit in der männlichen Sprachform abgefasst. Selbstverständlich sind damit immer beide Geschlechter konkret angesprochen.

Inhalt

Vorwort

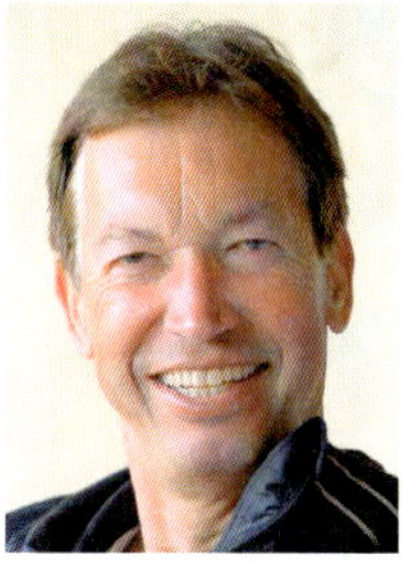

Die aktuelle Bevölkerungsvorausberechnung des Statistischen Bundesamtes zeigt, dass bereits heute 20 % der Bevölkerung 65 Jahre und älter ist (insgesamt 17 Millionen), im Jahr 2030 werden es mindestens 33 % aller Deutschen sein (insgesamt 22 Millionen). Insbesondere die Zahl der Hochaltrigen wird in den kommenden Jahren weiter stark zunehmen. Während aktuell 4,1 Millionen Menschen älter als 80 Jahre alt sind, werden es im Jahr 2030 schon 6,3 Millionen und im Jahr 2050 10 Millionen Menschen sein. Das ist ein Anstieg um 145 %. Zwar liegen die Jahre 2030 oder 2050 noch in weiter Ferne, aber die Veränderung der Altersstruktur ist bereits heute Realität. Klar ist: Die Veränderung der gesellschaftlichen Altersstruktur hat deutliche Auswirkungen auf die Mitgliederstruktur in den Turn- und Sportvereinen. Auch in den Vereinen gibt es – wie gesamtgesellschaftlich auch – insgesamt weniger Kinder und deutlich mehr ältere Menschen, dies gilt bereits heute und der Trend hält an.

Umso wichtiger wird es für die Turn- und Sportvereine, bedürfnisgerechte und qualifizierte Bewegungsangebote für ältere und hochaltrige Menschen zu machen. Die Aufgabe des Deutschen Turner-Bundes ist es, die Vereine bei diesem Prozess zu unterstützen und die entsprechenden Dienstleistungen dafür zu entwickeln und zu verbreiten.

Durch ein gezieltes Bewegungstraining können physische und psychische Ressourcen bis in das hohe Alter gestärkt und damit u. a. Stürze verhindert werden. Der Deutsche Turner-Bund sieht es als seine Aufgabe an, Übungsleitern in den Turn- und Sportvereinen, aber auch anderen interessierten Trainern und Kursleitern zu vermitteln, wie eine Umsetzung solcher Programme in der Praxis aussehen sollte, damit sie wirksam und effektiv sind. Ich freue mich sehr darüber, dass einige der renommiertesten Sturzprophylaxeexperten Deutschlands sich für dieses Buch zusammengefunden haben, um gemeinsam mit dem Deutschen Turner-Bund eine Konzeption zu entwickeln und zu veröffentlichen, die nicht nur in der Praxis erprobt ist, sondern auch auf der Basis der vorhandenen wissenschaftlichen Erkenntnisse aufgebaut ist. Viel Erfolg bei der Umsetzung!

Prof. Dr. Walter Brehm
Vizepräsident Allgemeines Turnen des Deutschen Turner-Bundes

Vorwort

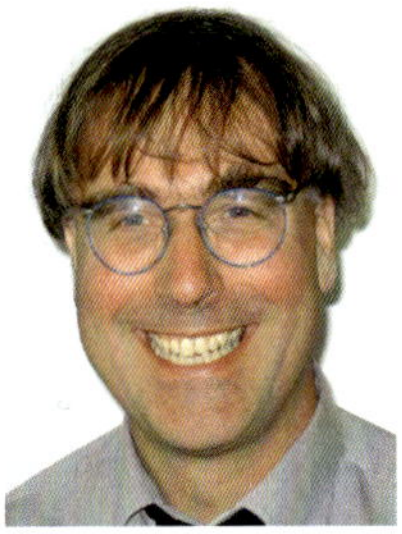

Stürze sind im höheren Alter ein bedeutsames Gesundheitsrisiko. Derzeit ereignen sich in Deutschland jedes Jahr zwischen vier und fünf Millionen unbeabsichtigte Stürze von älteren Menschen. 200.000 bis 250.000 Menschen erleiden dabei pro Jahr einen Knochenbruch und werden auf Grund dessen ins Krankenhaus eingewiesen. Die Anzahl der sturzbedingten Hüftfrakturen hat von 1995 bis 2004 um insgesamt 20.000 Fälle pro Jahr zugenommen. Stürze und sturzbedingte Verletzungen gehören derzeit zu den häufigsten Ereignissen, die zu Hause lebende ältere Menschen in ihrer Selbstständigkeit bedrohen. Nach einem Sturz werden die Betroffenen häufig in ein Pflegeheim eingewiesen, auch wenn keine Fraktur aufgetreten ist. Die körperlichen und psychischen Folgen eines Sturzes sind für den einzelnen alten Menschen oft dramatisch und führen zu einschneidenden Veränderungen. Viele Betroffene entwickeln große Angst, erneut zu stürzen. Sie ziehen sich zurück, bewegen sich kaum noch, wodurch das Sturzrisiko erneut steigt.

Doch – all das muss nicht so sein! Es liegen mehr als 100 kontrollierte Studien zur Sturzprävention vor, die deutlich machen, dass ein gezieltes Gleichgewichts- und Krafttraining das Risiko, zu stürzen, erheblich reduziert. Ein regelmäßiges Bewegungstraining im höheren Alter schützt vor Stürzen!

Seit 2003 ist es gelungen, sturzpräventive Maßnahmen in deutschen Pflegeheimen zu etablieren. Mehr als 2.000 Heime beteiligen sich aktiv an den Programmen. Neue Zahlen der AOK Bayern zeigen, dass es im Jahr 2007 gelungen ist, in den 256 Heimen, die 2007 erstmals mit sturzpräventiven Maßnahmen begonnen haben, einen Rückgang der Hüftfrakturen von fast 20 % zu erzielen.

Leider ist es in Deutschland bisher nicht gelungen, vergleichbare Programme für ältere Menschen, die zu Hause leben, zu verbreiten. Umso mehr freue ich mich darüber, dass sich der Deutsche Turner-Bund in diesem Bereich engagiert.

Das vorliegende Buch macht deutlich, dass die Zusammenarbeit von Wissenschaft und Praxis funktioniert. In dieser Veröffentlichung können Sie nachlesen, wie wissensbasierte und qualitätsgesicherte Interventionen in die Praxis vor Ort umgesetzt werden können. Beginnen Sie am besten sofort mit der Umsetzung, denn die vielen sturzgefährdeten, zu Hause lebenden älteren Menschen brauchen mehr qualifizierte Trainingsangebote.

PD Dr. Clemens Becker
Geriater und Chefarzt

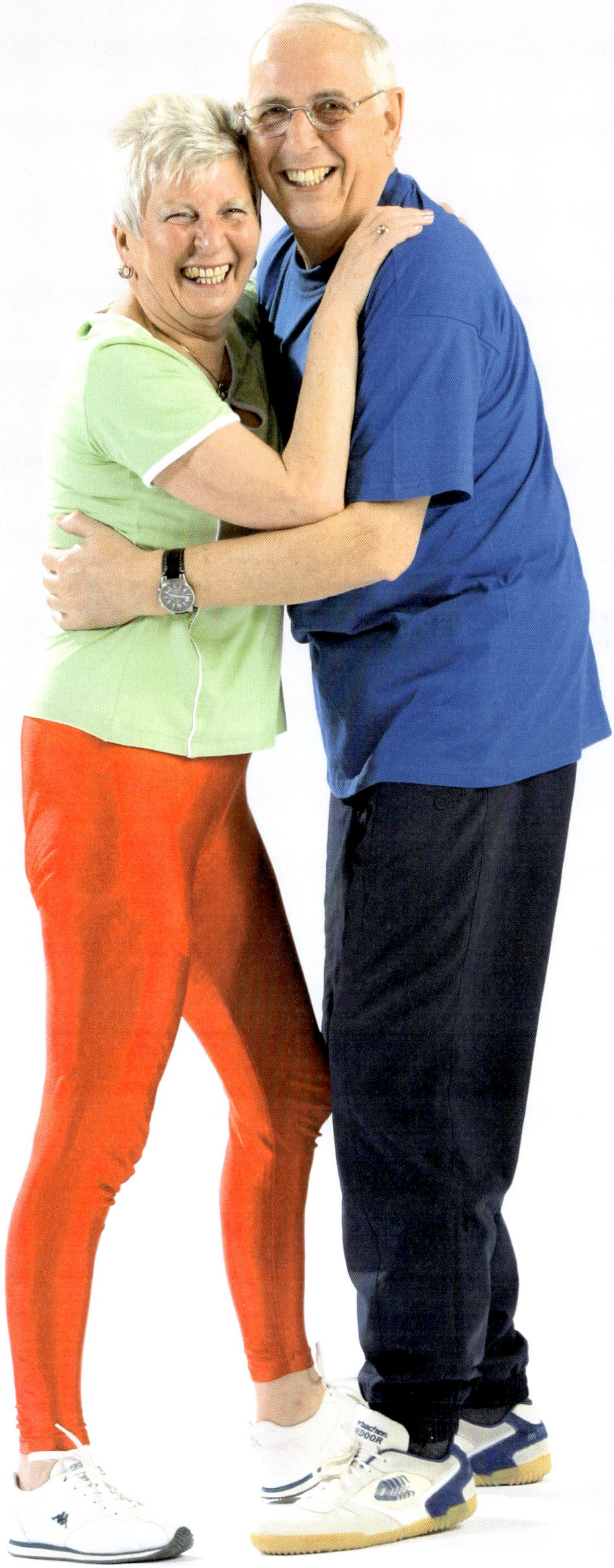

1 Stürze verhindern

In wissenschaftlichen Untersuchungen ist herausgefunden worden, dass es vor allem an mangelnder Muskelkraft und nachlassendem Gleichgewichtsgefühl liegt, wenn ältere Menschen stürzen. Jeder, der älter wird, weiß, dass man umso mehr tun muss, um die Funktionsfähigkeit des Körpers zu erhalten, je älter man wird. Wer sich im Alter nicht oder immer weniger bewegt, wird eher an Muskelkraft und an Gleichgewichtsfähigkeit verlieren und deshalb auch eher stürzen. Wer dagegen bis ins höchste Alter hinein aktiv bleibt, der trainiert die Funktions- und Leistungsfähigkeit seines Körpers und damit auch die Standfestigkeit, die Mobilität und die Bewegungssicherheit. Dadurch nimmt auch die Wahrscheinlichkeit, zu stürzen, deutlich ab.

Dieses Buch ist für Übungsleiter und Kursleiter geschrieben, die Sturzprophylaxegruppen für ältere Menschen anbieten, die zu Hause leben. Solche Gruppen werden zur Zeit sowohl von Turn- und Sportvereinen als auch von anderen Institutionen angeboten. Es fasst den aktuellen Wissensstand zum Thema „Sturzprophylaxe durch Bewegung" zusammen und gibt viele praktische Anregungen und Tipps, wie aktive Sturzprophylaxe in der Gruppe aussehen kann. Auf dieser Grundlage können Übungsleiter und Kursleiter selbstständig ein Programm für einen Kurs „Aktives Sturzprophylaxe-Training" zusammenstellen. Sie können aber auch einzelne Bausteine „herausnehmen" und diese in andere Übungsgruppen mit Älteren integrieren.

1.1 Was ist ein Sturz?

Was versteht man eigentlich unter einem Sturz?

Experten definieren **Sturz** als ein „unbeabsichtigtes, auf den Boden oder eine tiefer gelegene Ebene zum Liegen oder Sitzen kommen".

1.2 Die Häufigkeit von Stürzen

Leider passiert es häufig, dass ältere Menschen stürzen oder zumindest beinahe stürzen. Jahr für Jahr ereignen sich in Deutschland insgesamt etwa vier bis fünf Millionen Stürze. Es wird geschätzt, dass etwa ein Drittel der Menschen über 65 Jahren mindestens 1 x pro Jahr hinfällt.

Je älter man wird, umso größer wird auch das Sturzrisiko. Bei den 80- bis 89-Jährigen sind es sogar 40-50 %, die mindestens 1x pro Jahr fallen. Und bei den 90- bis 99-Jährigen ist es bereits deutlich mehr als die Hälfte aller Menschen, die sich nicht mehr sicher auf den Beinen halten können.

Bei Heimbewohnern ist das Risiko, zu stürzen, besonders groß. Mehr als jeder zweite Heimbewohner erleidet gegenwärtig einen Sturz pro Jahr. Mehr als 20 % stürzen mehr als 3 x pro Jahr.

1.3 Die Folgen eines Sturzes

In der Regel verschlimmern sich mit zunehmendem Alter leider auch die Folgen eines Sturzes. Junge Menschen tragen oft nur einen „blauen Fleck" oder eine leichte Prellung davon, mindestens 10 % der Älteren verletzen sich jedoch ernsthaft.

Viele Stürze haben schlimme Folgen: Mehr als 120.000 ältere Menschen erleiden einen Oberschenkelhalsbruch oder brechen sich den Oberschenkel unmittelbar unterhalb des Oberschenkelhalses. Diese Verletzungen werden in der Folge als Hüftbrüche bezeichnet. Oftmals heilen solche Brüche nur schlecht. Mehr als die Hälfte der Menschen ist nach dem Bruch in ihrer Beweglichkeit erheblich eingeschränkt, 20 % werden sogar in einem Heim ständig pflegebedürftig. Die Ergebnisse wissenschaftlicher Untersuchungen sind eindeutig: Während vor einem Bruch drei Viertel der untersuchten älteren Menschen noch selbstständig und ohne Hilfsmittel gehen konnten, waren es nach dem Bruch lediglich noch 15 %. Es versterben sogar bis zu 10 % der Menschen innerhalb eines Jahres an den Folgen eines solchen Bruchs.

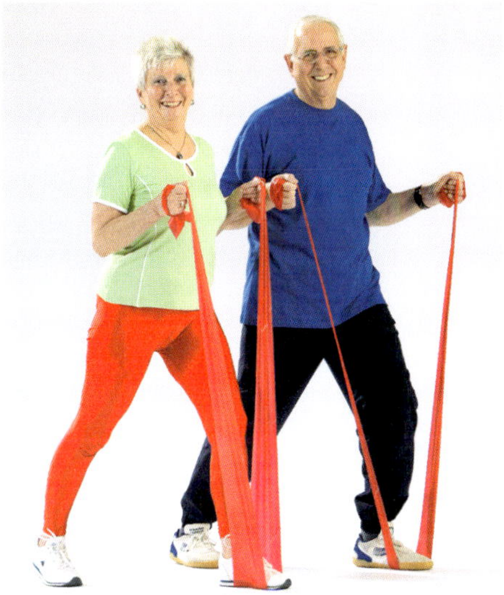

Neben den körperlichen Folgen eines Sturzes sind die psychischen Folgen für alte Menschen eklatant. Wer einmal gestürzt ist, hat oft Angst, wieder hinzufallen. Die Folge: Man wird unsicher, zieht sich zurück, bewegt sich noch weniger. Das Selbstvertrauen sinkt, man traut seinem Körper immer weniger zu. Ein Teufelskreis kommt in Gang, der kaum noch zu stoppen ist. Wer sich weniger bewegt, sich kaum noch vor die Tür traut, verliert immer mehr Muskelkraft und Gleichgewichtsfähigkeit. Das Risiko, erneut hinzufallen, steigt dadurch immer weiter. Ängste, Depressionen, Rückzug, Vereinsamung – all dies können die Folgen sein, wenn ältere Menschen stürzen.

1.4 Die Kosten eines Sturzes

Stürze verursachen hohe Kosten. Die Operation einer Oberschenkelhalsfraktur kostet etwa 7.500,- €. Die anschließende Rehabilitation oft nochmals 5.000,- €. Allein für Heimbewohner werden die Kosten von Stürzen im Jahr in Deutschland mit mehr als 300 Millionen Euro angegeben. Insgesamt entstehen Kosten von mehr als 1 Milliarde Euro.

1.5 Die Ursachen von Stürzen

Die Sturzursachen sind in großen Studien wissenschaftlich untersucht worden.

Im Folgenden sind die wichtigsten Risikoindikatoren aufgeführt, die in verschiedenen deutschen und ausländischen Untersuchungen, u. a. in der Ulmer Untersuchung von Stürzen, festgestellt worden sind.

Tab. 1: Risikoindikatoren für Stürze älterer Menschen

Merkmal	Odds Ratio*
Muskeldefizite	4,4
Sturz im letzten Jahr	3,0
Gangstörungen	2,9
Gleichgewichtsschwächen	2,9
Gebrauch von Gehhilfen	2,6
Seheinschränkungen	2,5
Arthritis	2,4
Dranginkontinenz	2,3
Eingeschränkte Alltagsbewältigung	2,3
Depression	2,2
Kognitive Einschränkungen	1,8
Angst	1,8
Alter über 80 Jahre	1,7

* *Unter Odds Ratio versteht man die Erhöhung des Risikos eines Bewohners, einen Sturz im nächsten Jahr zu erleiden. Ein Odds Ratio von 2,0 bedeutet eine Verdopplung des Risikos. Ein Odds Ratio von 1,0 bedeutet kein erhöhtes Risiko. Zahlen unter 1,0 bedeuten ein vermindertes Risiko.*

Liegen mehrere Risikofaktoren vor, liegt die Wahrscheinlichkeit eines Sturzes im nächsten Jahr bei bis zu 80 %!

Personenbezogene Sturzursachen

Bei älteren Menschen kommt es im Bereich der Kraft- und Ausdauerfähigkeit zu Verschlechterungen von jeweils etwa 10 % pro Lebensdekade, im Bereich der Schnelligkeit sind diese Verluste noch höher. Dies kann dazu führen, dass Schwellenwerte für die Ausführung der Aktivitäten des täglichen Lebens unterschritten werden. Besonders dann, wenn die Betroffenen inaktiv sind. Wenn die Leistungsfähigkeit nachlässt, können Ältere ein Ausrutschen oder Stolpern beim Gehen nicht mehr kompensieren. Die häufige Folge: Stürze und Verletzungen. Ein Muskelkraftdefizit ist der mit am besten untersuchte Risikofaktor für Stürze, ebenso gut ist dies für den Bereich der Gangstörungen untersucht. Weiterhin gibt es ausreichende Befunde für eine nachlassende Standbalance oder für die Nutzung von Gehhilfen. **Inaktivität ist eines der größten Sturzrisiken.** Nicht selten kommt es jedoch auch zu zunehmender Inaktivität nach einem Sturz, weil die Personen von der Umgebung entmutigt werden bzw. selbst aus Angst weniger aktiv sind. Bis zu 70 % der Älteren, die einen Sturz erfahren haben, aber auch 40 % von denen, die noch keinen Sturz im Alter erlebt haben, berichten über eine Angst zu stürzen. Etwa die Hälfte dieser Personen reduziert deswegen nachweisbar ihre sozialen und physischen Aktivitäten. Angst wiederum führt dazu, dass Menschen langsamer gehen, ihre Lebensqualität niedriger bewerten und auch die Kraftwerte reduziert sind.

Ein besonderes Problem sind Vitamin-D-Mangelzustände, die nicht nur zur Osteoporose führen, sondern unmittelbar auch mit Kraftdefiziten verbunden sind.

Eine kognitive Einschränkung ist ein weiterer wichtiger Risikofaktor für das Auftreten von Stürzen und selbst geringere kognitive Defizite sind mit einem erhöhten Unfallrisiko verbunden. Welche Teilbereiche der Mentalfunktionen besonders bedeutsam sind, ist noch nicht ausreichend untersucht. Vor allem Defizite bei der gleichzeitigen Ausführung verschiedener Aufgaben spielen vermutlich eine wichtige Rolle.

Auch eine eingeschränkte Sicht erhöht das Sturzrisiko. So sind Einschränkungen des Gesichtsfeldes und der Sehschärfe, unbehandelte Katarakterkrankungen, Glaukom, Makuladegeneration und Veränderungen der Kontrastsensibilität bekannte Risikofaktoren für Stürze. Aber auch unangemessene Sehhilfen können zur Sturzneigung beitragen. Beispielsweise führt das Tragen von Bifokal- oder Gleitsichtbrillen zu einer Veränderung der Tiefenwahrnehmung. Dadurch wird z. B. die Fähigkeit, Treppenstufen scharf zu sehen, vermindert.

Zehdeformitäten, Druckstellen, unzureichende Fußnagelpflege und Schmerzen tragen ebenfalls zu einem erhöhten Sturzrisiko bei.

Umgebungsbedingte Sturzursachen

Umgebungsfaktoren sollten immer im Zusammenhang mit individuellen Risikofaktoren betrachtet werden. Bei etwa 30-50 % der Stürze zu Hause lebender Menschen spielen Umgebungsgefahren als Kofaktoren eine wichtige Rolle. Zu den wichtigsten Risikofaktoren zählen Umgebungsgefahren wie schlechtes Licht, glatte Oberflächen, unregelmäßige Oberflächen oder Schwellen. Weiterhin spielt unangemessene Kleidung und schlechtes Schuhwerk mit hohen Absätzen und schlechtem Fersenhalt eine entsprechende Rolle. Ebenso ist der unangemessene Umgang mit Gehhilfen als wichtiger Risikofaktor zu nennen.

1.6 Wie können Stürze verhindert werden?

Wenn man die Ergebnisse vieler Studien zu den Ursachen von Stürzen zusammenfasst, kann man sagen: Nur etwa 10 % aller Stürze älterer Menschen sind allein durch äußere Kräfte oder äußere Umstände verursacht. Weniger als 10 % der Stürze sind Folge eines Bewusstseinsverlusts (Synkope, Schlaganfall, Epilepsie).

Der weitaus größte Teil aller Stürze beruht auf dem Verlust der Funktionsfähigkeit des Körpers, seine aufrechte Position im Raum zu erhalten (posturale Kontrolle).

Das bedeutet:
Es liegt vor allem an der nachlassenden oder fehlenden Muskelkraft und an der nachlassenden Gleichgewichtsfähigkeit, dass ältere Menschen so häufig hinfallen.

Das bedeutet aber auch:
Jeder ältere Mensch kann durch Gleichgewichtstraining in Kombination mit einem Muskeltraining aktiv etwas tun, um das Sturzrisiko ganz erheblich zu minimieren.

Qualifizierte Bewegungsangebote von Turnvereinen oder anderen Institutionen können einen entscheidenden Beitrag dazu leisten, die Häufigkeit von Stürzen bei älteren, zu Hause lebenden Menschen zu reduzieren.

1.7 Das sagt die Wissenschaft

Das europäische Netzwerk zur Verhinderung von Stürzen (ProFaNE) besteht aus 26 Zentren in 13 europäischen Ländern. Folgendes Statement kann aus Sicht der Wissenschaft gegeben werden.

Es liegen mehr als 100 kontrollierte Studien zur Sturzprävention vor. Neben einer Übersicht der entsprechenden Cochrane-Arbeitsgruppe liegen weitere systematische Reviews und Leitlinien vor. Die Kernaussagen der Untersuchungen können wie folgt zusammengefasst werden:

- Vor allem multifaktorielle Interventionen sind erfolgreich (Verbindung von Testung/Erfassung der individuellen Risikofaktoren, Training, Medikamentenanpassung und Umgebungsveränderung).
- Die Trainingsprogramme sollten dem Leistungsniveau der Personen angepasst werden.
- Die Interventionen sollten einem strukturierten Testungsprozess folgen.
- Die identifizierten Risikofaktoren sollten systematisch angegangen werden.
- Folgende Trainingsprogramme werden empfohlen: anfangs begleitetes Training zu Hause, progressive Gruppentrainingsprogramme und Tai-Chi-Training.
- Die Umgebungsanpassung (Wohnung, Haus) ist insbesondere für Personen mit Sehbeeinträchtigungen wichtig.
- Die isolierte Umgebungsanpassung ist für Personen ohne Sehbeeinträchtigung nur in Verbindung mit den oben genannten anderen Interventionsbausteinen, zum Beispiel Training, sinnvoll.
- Sedierende psychotrope Medikamente (bewusstseinseintrübende Medikamente) sollten, wenn immer möglich, reduziert, abgesetzt bzw. deren Neuverordnung verhindert werden.

Die höchste Wirksamkeit für den Nutzen von Sturzpräventionsprogrammen liegt für ausgewählte Risikogruppen vor, die eine multifaktorielle Intervention erhalten haben. Einen besonders hohen Nutzen scheinen Personen mit einer positiven Sturzanamnese in den letzten Monaten zu haben. Außerdem scheinen Frauen mehr als Männer und Personen über 75 Jahren mehr als jüngere Personen von den Programmen zu profitieren. Die Programme, die lediglich eine Trainings-

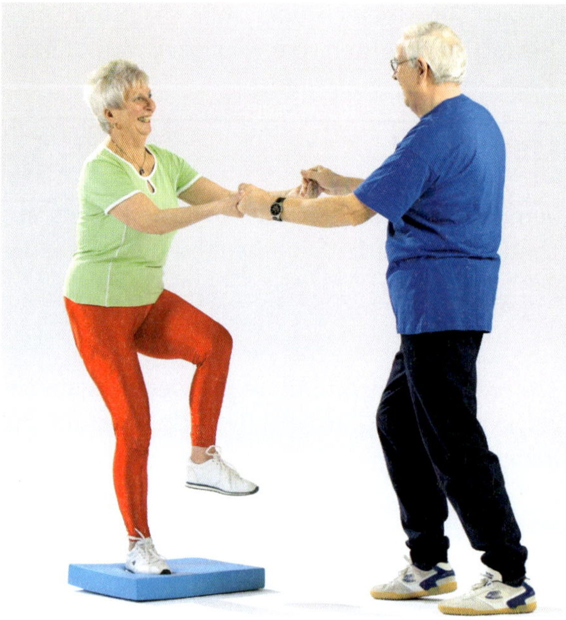

komponente enthalten haben, waren weniger erfolgreich als die Programme, die weitere Komponenten mit aufgenommen haben. Gleichgewichtstraining sollte das Kernelement der progressiven Programme sein. Die zweitwichtigste Komponente ist die Verbesserung der Kraft mit einer Betonung funktioneller Anteile. Die nachfolgende Übersicht fasst die wichtigsten Interventionskomponenten für die Zielgruppe der zu Hause lebenden Personen zusammen.

Maßnahmen bei zu Hause lebenden Personen

- Trainingsprogramme mit Gleichgewichtskomponenten.
- Kritische Bewertung der Medikamente.
- Reduktion und Vermeidung von Medikamenten, die die Reaktionsfähigkeit beeinträchtigen (z. B. Schlaf- oder Beruhigungsmittel).
- Erkennung und Behandlung eines orthostatischen niedrigen Blutdrucks.
- Modifikation von Umgebungsrisiken.
- Behandlung von Sehstörungen.
- Behandlung von Herzrhythmusstörungen.

Kommentar:

Die Interventionen sollten im Anschluss an eine individuelle Erfassung (Assessment) der wichtigsten Risikofaktoren ausgeführt werden. Eine Reihe von Interventionen war in der Vergangenheit nicht hilfreich. Hierzu gehören z. B. allgemeine Ratschläge (wie regelmäßige Spaziergänge) ohne konkrete Maßnahmen. Auch Gehhilfen alleine verhindern keine Stürze.

2

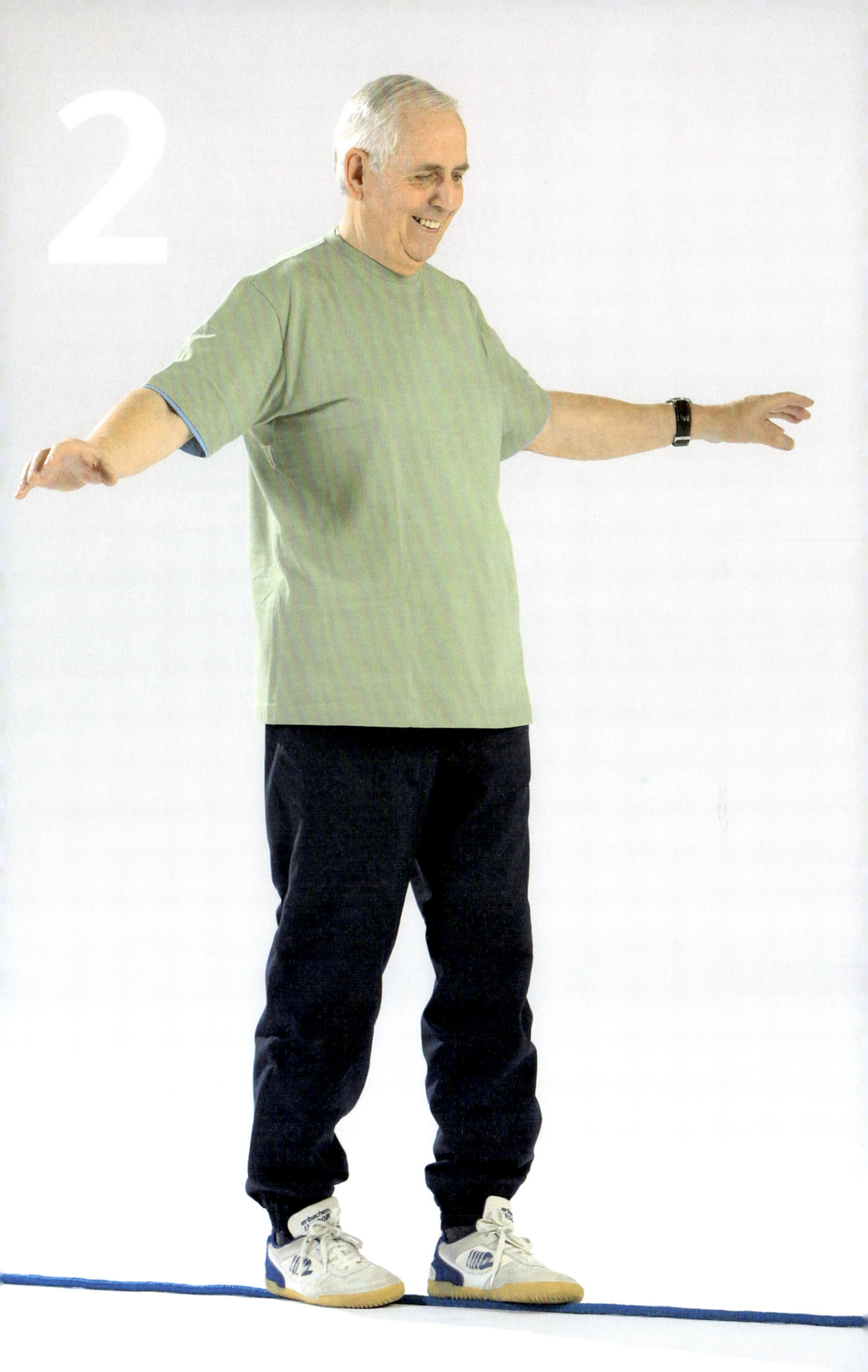

2 Hilfen zur Umsetzung eines Sturzprophylaxe-Trainings im Verein

2.1 Zielgruppe

Zielgruppe eines Sturzprophylaxe-Trainings im Turn- und Sportverein sind zu Hause lebende ältere Menschen, die erste Einschränkungen in ihren Alltagstätigkeiten spüren und die deshalb gezielt etwas dagegen tun wollen.

Diese Menschen sollten selbstständig steh- und gehfähig sein, auch mit Fremdhilfe, wie Gehhilfen, Gehstöcken, Rollwagen oder Ähnlichem. Sie sollten in der Lage sein, selbstständig zur Toilette gehen zu können.

Sie sollten allein in den Trainingsraum kommen können, auch mit Unterstützung von Angehörigen.

Sie sollten räumlich und zeitlich orientiert und gruppenfähig sein (nicht aggressiv, nicht weglaufgefährdet).

Insgesamt können zwei Zielgruppen unterschieden werden.

Die beiden Zielgruppen des ambulanten Sturzprophylaxe-Trainings:

1. Ältere Menschen, die vorbeugend aktiv werden wollen, um Stürzen entgegenzuwirken, die jedoch noch kein erhöhtes Risiko aufweisen und auch noch nicht gestürzt sind.
2. Ältere Menschen, die standunsicher oder nur eingeschränkt mobil sind und dadurch ein erhöhtes Sturzrisiko haben.

Beide Zielgruppen können im Rahmen eines speziellen Kurses oder einer Gruppe im Verein gemeinsam trainieren. Der Übungsleiter muss jedoch in der Lage sein, Differenzierungen innerhalb seines Übungsprogramms vorzunehmen.

Es ist kaum möglich, eine eng eingegrenzte Altersangabe für ein Sturzprophylaxe-Training im Verein zu machen. Denn: Einige Menschen sind mit 80 noch so fit, dass sie ein solches gezieltes Training nicht benötigen. Andere sind bereits mit 60 Jahren so bewegungseingeschränkt, dass ein Sturzprophylaxe-Training dringend angeraten werden muss. Im Groben kann man – unter Vorbehalt – sagen, dass für ältere Menschen ab ca. 60 Jahren ein solches Trainingsprogramm sinnvoll erscheint, wenn sie darüber hinaus keinen Sport treiben.

Absprache mit dem Arzt

Prinzipiell ist es für ein Sturzprophylaxe-Training nicht notwendig, dass die Teilnehmer vorab einen Arzt aufsuchen, um dessen Einverständnis einzuholen.

Es sollte jedoch eine Absprache mit dem Arzt erfolgen, um dessen Unterstützung zu sichern und die Teilnehmer zu motivieren. Bei wenigen Teilnehmern ist es nötig, eine ärztliche Beratung und Untersuchung vorzuschalten. Dies ist der Fall:

- bei unzureichend therapierten Schmerzzuständen,
- bei ausgeheilten Wirbelsäulen- und Bandscheibenkrankheiten mit sensiblen und/oder motorischen Ausfallerscheinungen (z. B. Fußheberschwäche),
- bei Bluthochdruck (Hypertonie) mit systolischen Werten über 160 mmHg, bei koronarer Herzkrankheit, nach Herzinfarkt oder Transplantationen,
- nach Schlaganfall mit Ausfallserscheinungen,
- bei obstruktiven Atemwegserkrankungen mit Atemnot bei geringer Belastung oder in Ruhe.

Falls kein Training in der Gruppe möglich ist

Personen, bei denen ein Gruppentraining nicht möglich ist, kann ein ambulantes Sturzprophylaxe-Training bei einem Physiotherapeuten empfohlen werden.

2.2 Organisation

Die hier aufgeführten Informationen zur Organisation von Sturzprophylaxekursen oder Gruppen verstehen sich als Hinweise und Tipps für den Übungsleiter. Die Installierung einer Sturzpropyhylaxegruppe oder eine erfolgreiche Kursdurchführung setzt einige Vorüberlegungen und Vorbereitungen voraus. Mit diesen Tipps wollen wir Sie dabei unterstützen.

2.2.1 Sicherheit

Die Sicherheit der Teilnehmer geht immer vor. Es ist die Aufgabe des Übungsleiters, die Bewegungsstunde so zu gestalten, dass durch das Training selbst kein unnötiges Risiko besteht, zu stürzen. Dies ist gar nicht so einfach. Denn auf der anderen Seite muss der Übungsleiter gewährleisten, dass die Teilnehmer optimal gefordert werden, damit Funktionsverbesserungen erreicht werden können (zum Beispiel beim Gleichgewichtstraining). Dieser Gratwanderung zwischen Herausforderung und Sicherheit muss der Übungsleiter sich in jeder Stunde wieder neu stellen. Er muss den Teilnehmern herausfordernde Aufgaben stellen, darf sie aber nicht überfordern. Das funktioniert nur, wenn nicht alle Teilnehmer die gleichen Aufgaben bewältigen müssen, sondern je nach Leistungsfähigkeit individuell gefordert werden. So kann es zum Beispiel beim Gleichgewichtstraining sein, dass einige Teilnehmer Aufgaben auf instabilen Unterlagen absolvieren, während andere die gleichen Aufgaben im *stabilen Stand* oder mit Handfassung durch einen Partner durchführen. Eine individuelle Belastungsdosierung kann Überforderung und damit unkontrollierte und unsichere Bewegungen, die zu Stürzen führen können, verhindern.

Achten Sie darüber hinaus auf die Einhaltung der folgenden Sicherheitsregeln:

- Während jeder Stunde sollte ein funktionsfähiges Mobiltelefon in Reichweite sein, damit Sie – falls notwendig – ärztliche Hilfe anfordern können.
- Achten Sie auf unsichere Teilnehmer besonders intensiv: Bleiben Sie in der Nähe dieser Teilnehmer, nehmen Sie diese ggf. selbst an die Hand und stützen Sie sie während der Durchführung einzelner Übungen.
- Wenn Sie die Teilnehmer besser kennen, können Sie diese Aufgaben ggf. an einen sicheren Teilnehmer delegieren. Motto: Die Starken achten auf die Schwachen.
- Anfangs ist es – je nach Leistungsfähigkeit der Teilnehmer – möglicherweise hilfreich, einige Übungen mit Festhalten an Rückenlehnen von Stühlen oder an der Hallenwand durchzuführen. Je sicherer die Teilnehmer mit der Zeit jedoch werden, ist es wichtig, diese Hilfen zu reduzieren und schließlich ganz wegzulassen.
- Für recht schwache Teilnehmer bietet sich das Trainieren im kleinen Kreis mit Handhalten an. Der Trainer steht dabei immer zwischen den schwächsten Teilnehmern. Einerseits bieten die Hände des Nachbarn einen relativen Halt, andererseits können auch schwache Teilnehmer auf diese Weise anspruchsvolle Übungen trainieren, die das Gleichgewichtssystem in hoher Intensität fordern.

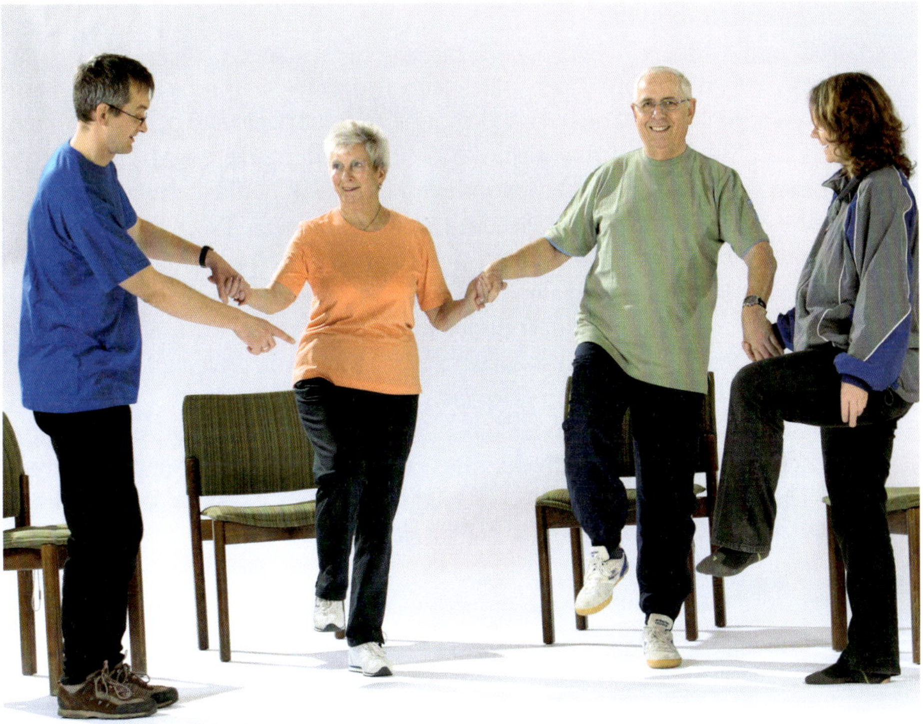

2.2.2 Gruppengröße

Die Gruppengröße hängt von der Leistungs- und Funktionsfähigkeit der Teilnehmer ab. Wenn Sie eine Gruppe mit sehr unsicheren, leistungsschwachen Teilnehmern haben, sollte die Gruppe nicht mehr als 10 bis maximal 12 Teilnehmer haben. Falls die Teilnehmer gesund, leistungsfähig und fit sind, ist eine derartige Begrenzung nicht notwendig.

2.2.3 Räumlichkeiten

Je nach Teilnehmerzahl ist eine Raum- bzw. Hallengröße von mindestens ca. 100 Quadratmetern erforderlich. Der Raum sollte über eine angenehme und behagliche Atmosphäre (Ausschalten von Störquellen, Möglichkeiten der Lichtregulierung, Regulierung der Raumtemperatur) verfügen.

2.2.4 Trainingshäufigkeit

Das Training zur Sturzprophylaxe sollte nach Möglichkeit in regelmäßiger Form angeboten werden. Ein 10- oder 12-wöchiger Kurs wird positive Ergebnisse zeigen, die jedoch auch wieder verschwinden, wenn nicht mehr trainiert wird. Daher ist ein regelmäßiges Trainingsangebot zu favorisieren. Dies kann natürlich trotzdem an ein (aufbauendes) Kurssystem gekoppelt sein. Um nachhaltige Verbesserungen erzielen zu können, ist ein zweimaliges Training pro Woche notwendig. Da dies bei vielen Anbietern, zum Beispiel in Vereinen, nur selten umsetzbar ist (Hallenzeiten etc.), muss das wöchentlich einmalige Angebot mit Trainer durch ein Heimtraining ergänzt werden. Das Heimtraining sollte vom Übenden 2 x pro Woche durchgeführt werden. Die Übungen des Heimprogramms müssen vom Trainer für jeden einzelnen Gruppenteilnehmer aus dem bis dahin bekannten Übungspool zusammengestellt werden. Dabei dürfen Kraftübungen, ergänzend zu den Übungen 1 x pro Woche in der Gruppe, nur ein weiteres Mal durchgeführt werden. Gleichgewichtsübungen sollen dagegen weitere 2 x durchgeführt werden.

Im Anhang ist ein Formular für die individuelle Gestaltung des Heimprogramms als Kopiervorlage abgebildet.

2.2.5 Geräte

Um eine Gruppe oder einen Kurs „Sturzprophylaxe" durchführen zu können, benötigen Sie neben geeigneten Räumlichkeiten auch einige Sportgeräte.

Es ist sinnvoll, wenn Sie die folgenden Geräte (zumindest teilweise) in Teilnehmeranzahl zur Verfügung haben:

- eine Gymnastikmatte,
- einen Stuhl mit Rückenlehne oder einen Hocker,
- ein elastisches Übungsband,
- eine instabile Unterlage (oder eine gefaltete Gymnastikmatte),
- je zwei Gewichtsmanschetten für das Krafttraining für die Beine und je zwei Gewichtsmanschetten für die Arme (es werden die individuell dosierbaren Manschetten empfohlen),
- ein Seilchen,
- Luftballons,
- einen Gymnastikstab,
- Musikanlage und
- CDs mit Musik, die die Zielgruppe gern hört.

2.2.6 Zusammenarbeit mit Kooperationspartnern

Sturzprophylaxegruppen oder Kurse sind sowohl für alte Menschen mit Bewegungserfahrung als auch in besonderem Maße für solche ohne Bewegungsvorerfahrung wichtig. Alte Menschen, die keine Bewegungserfahrungen haben oder lange nicht mehr sportlich aktiv waren, sind jedoch nur schwer für solche Angebote zu gewinnen. Das funktioniert am besten, wenn mehrere Kooperationspartner zusammenarbeiten.

Ärzte, Sozialstationen, Apotheken, Sanitätshäuser und Therapeuten
Versuchen Sie, mit möglichst vielen Fachleuten vor Ort zu kooperieren. Informieren Sie die Ärzte, die viele ältere Menschen behandeln, über das Sturzprophylaxe-Training. Bitten Sie den Arzt und den Apotheker, dass er das Angebot den älteren Patienten empfiehlt, die ein Muskelaufbautraining und ein Gleichgewichtstraining brauchen, um nicht immer schwächer und instabiler zu werden. Nehmen Sie auch Kontakt zur Kreisärzteschaft auf, mit der Bitte, die Informationen über das Sturzprophylaxe-Training an alle Ärzte der Region zu übermitteln. Vielleicht können Sie Werbeplakate zum Kursbeginn und weiterführende Informationen zum Kurs in den Wartezimmern und den Apotheken aushängen oder auslegen. Nehmen Sie Kontakt mit den regionalen Sozialstationen auf und informieren Sie auch diese Stationen über das Angebot.

Kommunale oder kirchliche Seniorentreffs
Besonders durch eine Kooperation mit regionalen Seniorentreffs ist es möglich, ältere Menschen anzusprechen und zu motivieren, die bisher nicht sportlich aktiv waren. Hier gilt es, deutlich zu machen, dass Bewegung das beste Mittel ist, um Stürze zu verhindern und den Alltag möglichst lange selbstständig bewältigen zu können. Vielleicht kann der Übungsleiter mit einem Vortrag über das Thema „Bewegung verhindert Stürze" für das Angebot werben. Untersuchungen haben jedoch ergeben, dass viele ältere Menschen den Gedanken, ein erhöhtes Sturzrisiko zu haben, nicht zulassen können. Sie möchten sich damit nicht auseinandersetzen, alt, gebrechlich und unselbstständig zu werden. Deshalb kann es sinnvoll sein, das Sturzrisiko nicht direkt zu benennen, sondern den Nutzen des Trainings für Fitness, Gesundheit, Wohlbefinden und Selbstständigkeit in den Vordergrund zu stellen.

Krankenkassen
Vereine, die einen Kurs „Sturzpräventionstraining" anbieten, können versuchen, regionale Krankenkassen als Kooperationspartner zu gewinnen, damit diese helfen, den Kurs zu bewerben, indem sie z. B. Flyer in ihren Geschäftsstellen auslegen bzw. den Kurs auf ihrer Homepage bewerben.

Eine teilweise Rückerstattung der Kurskosten der Teilnehmer ist hingegen nur möglich, wenn es sich bei dem Kurs um ein standardisiertes Kursprogramm handelt, welches von der Zentralen Prüfstelle Prävention (ZPP) für die Krankenkassen geprüft, anerkannt und zentral bei der ZPP hinterlegt ist. Ein solches Programm ist z.B. das DTB-Gesundheitssportprogramm „Standfest und stabil".

Trainer, die diesen „rückerstattungsfähigen" Kurs leiten, müssen über eine staatlich anerkannte Berufsausbildung (z.B. Sportlehrer, Physiotherapeut, Gymnastiklehrer) oder eine Übungsleiterausbildung auf der 2. Lizenzstufe „Sport in der Prävention" verfügen sowie eine Zusatzqualifikation im Bereich Sturzprävention und ein Zertifikat über die Einweisung in das standardisierte Programm vorweisen. Darüber hinaus müssen sie die Qualitätssiegel PLUSPUNKT GESUNDHEIT. DTB inklusive ZPP-Anerkennung beantragt und erhalten haben.

Sind all diese Voraussetzungen erfüllt, dann kann die Krankenkasse den Teilnehmern bis zu 80 % der Kurskosten zurückerstatten. Weitergehende Informationen erhalten sie unter ***www.pluspunkt-gesundheit.de.***

2.2.7 Werbung

Zu den wichtigsten vorbereitenden Überlegungen im Vorfeld zählen der Zeitpunkt des Kurses, die Räumlichkeiten sowie die Bewerbung des Angebotes. Beginnen Sie rechtzeitig mit der Werbung für das Bewegungsangebot. Sobald die Abstimmung mit dem Verein erfolgt ist, können Sie die erste Werbung starten. Definieren Sie eindeutig, was die Teilnehmer erwartet, so ersparen Sie den Teilnehmern Enttäuschungen und sich selbst ärgerliche Reaktionen der Teilnehmer.

Untersuchungen haben ergeben, dass viele ältere Menschen den Gedanken, ein erhöhtes Sturzrisiko zu haben, nicht zulassen können. Sie möchten sich damit nicht auseinandersetzen, alt, gebrechlich und unselbstständig zu werden. Die Motivation, Stürze verhindern zu wollen, reicht deshalb unter Umständen für solche Menschen nicht aus, um mit Bewegung zu beginnen. Deshalb kann es sinnvoll sein, mit positiven Botschaften für das Bewegungsangebot zu werben. Möglicherweise sollten Sie deshalb bei der Teilnehmerwerbung das Sturzrisiko und die sturzprophylaktischen Wirkungen des Trainings nicht direkt benennen, sondern stattdessen den Nutzen des Trainings für Fitness, Gesundheit, Wohlbefinden und Selbstständigkeit in den Vordergrund zu stellen.

Titel für „Sturzprophylaxekurse" im Verein könnten dementsprechend sein:

- Stark und standfest
- Fit und vital
- Mobil bleiben

Hier drei mögliche Beispiele für eine Presseinformation, die Sie so oder ähnlich an die regionale Presse mit der Bitte um Veröffentlichung schicken. Je nachdem, ob Sie die Thematik „Sturz" benennen möchten oder lieber umschreiben, können Sie sich eine Variante heraussuchen. Sie müssen diese nur mit den entsprechenden Organisations- und Kontaktdaten ergänzen. Denken Sie beim Versenden der Presseinformation auch an die Anzeigenblätter, die teilweise eine sehr hohe regionale Verbreitung haben.

Muster-Presseinformation (Beispiel 1)

Mit gezielter Bewegung aktiv gegen Stürze

Neues Angebot des TV Musterhausen hilft, Stürze zu verhindern

Ältere Menschen haben ein hohes Risiko zu stürzen. Etwa ein Drittel der Menschen über 65 Jahre stürzt mindestens 1 x pro Jahr. Viele Stürze haben schlimme Folgen: Jahr für Jahr erleiden mehr als 120.000 ältere Menschen auf Grund eines Sturzes einen Oberschenkelhalsbruch. Mehr als die Hälfte der Menschen ist nach dem Bruch in ihrer Beweglichkeit erheblich eingeschränkt, 20 % werden sogar ständig pflegebedürftig. Doch so weit muss es nicht kommen.

Es ist wissenschaftlich nachgewiesen, dass ein gezieltes Muskel- und Gleichgewichtstraining das beste Mittel ist, um Stürze bei älteren Menschen zu verhindern.

Deshalb bietet der TV Musterhausen einen Kurs „Sturzprophylaxe-Training" an. Dieser Bewegungskurs richtet sich vor allem an ältere Menschen, die bisher keinen Sport treiben. Merken Sie, dass Sie nicht mehr so sicher auf den Beinen stehen wie früher? Fällt es Ihnen immer schwerer, Treppen hinaufzusteigen oder aus dem Sitz im Sessel zum Stehen nach oben zu kommen? Dann sind Sie in diesem Kurs genau richtig. Der Kurs „Sturzprophylaxe-Training" findet ab dem ... immer dienstags von … bis … Uhr in der Turnhalle ... in ... statt. Wenn Sie Fragen haben, wenden Sie sich an ..., Telefonnummer … . Nur Mut, es ist nie zu spät, mit einem Sturzprophylaxe-Training zu beginnen, egal, wie alt oder wie fit Sie sind!

Muster-Presseinformation (Beispiel 2)

Älter werden – vital und fit bleiben

Neues Angebot des TV Musterhausen hält fit und mobil

Wissenschaftler und Experten bestätigen es: Wer im Alter vital und fit bleiben will, um das Leben in vollen Zügen zu genießen, braucht Bewegung. Regelmäßige Bewegung ist unerlässlich, um die Leistungsfähigkeit des Körpers und damit auch seine Mobilität und Selbstständigkeit zu erhalten. Ein gezieltes Training für Muskeln und Balance macht stark und standhaft, damit man auch in ein paar Jahren den Alltag noch sicher meistern kann.

Der Bewegungskurs „Fit bis ins hohe Alter" des TV Musterhausen richtet sich vor allem an ältere Menschen, die bisher keinen Sport treiben. Er findet ab dem ... immer dienstags von … bis … Uhr in der Turnhalle ... in ... statt. Wenn Sie Fragen haben, wenden Sie sich an …, Telefonnummer ….

Muster-Presseinformation (Beispiel 3)

Stark und standhaft im Alter

Neues Angebot des TV Musterhausen hilft, die Mobilität zu erhalten

Fällt Ihnen das Treppensteigen und das Tragen der Einkaufstaschen schwer? Fühlen Sie sich manchmal beim Gehen unsicher? Dann sollten Sie den neuen Kurs des TV Musterhausen besuchen. Mit gezielten Übungen werden Sie Ihre Standfestigkeit und die Sicherheit beim Gehen verbessern. Stürze und Verletzungen, die daraus resultieren, können so verhindert werden. Dazu werden wir Ihr Gleichgewicht trainieren und Ihre Kraft aufbauen. Der Kurs „Stark und standhaft" findet ab dem ... immer dienstags von … bis … Uhr in der Turnhalle ... in ... statt. Wenn Sie Fragen haben oder sich anmelden möchten, wenden Sie sich an …, Telefonnummer … .

2.3 Stundenaufbau

Ein gezieltes Sturzprophylaxe-Training sollte aus mehreren Bausteinen bestehen. Diese Bausteine werden in diesem Buch erläutert, erklärt und Übungsbeispiele werden aufgeführt. Die Aufgabe des Trainers besteht darin, diese Elemente in eine sinnvolle Reihenfolge zu bringen, damit sich ein trainingswissenschaftlich wirksamer Stundenaufbau ergibt. Inhaltliche und zeitliche Überschneidungen sind möglich.

Stundenaufbau einer Basisstunde „Sturzprophylaxe-Training im Verein" für Anfänger im Überblick

Dauer: 60 min

1. Begrüßung/ankommen/sich zurechtfinden (3 min)
2. Multi-Tasking-Training als Warm-up (bis zu 15 min)
3. Gleichgewichtstraining (bis zu 25 min)
4. Krafttraining (bis zu 20 min)
5. Stundenabschluss/Verabschiedung (2 min)

Hier ist beispielhaft ein möglicher flexibler Stundenaufbau für eine eher fortgeschrittene Übungsgruppe aufgeführt:

Stundenaufbau „Sturzprophylaxe-Training im Verein" im Überblick

Dauer: 60 min

1. Begrüßung/ankommen/in Bewegung kommen als Warm-up (bis zu 10 min)
2. Gleichgewichtstraining (bis zu 25 min)
3. Multi-Tasking-Training (bis zu 20 min) oder auch am Anfang zum Warm-up
4. Krafttraining (bis zu 20 min)
5. Lockerungsübungen (1-5 min)
6. Stundenabschluss/Verabschiedung (1 min)

Der Trainer hat im fortschreitenden Trainingsverlauf die Möglichkeit, den Stundenaufbau teilweise zu variieren oder zu verändern. Andererseits gibt es jedoch auch trainingswissenschaftliche Gründe, die für eine feste Reihenfolge der einzelnen Elemente sprechen. Hier einige Aspekte, die dem Übungsleiter helfen, je nach Leistungsfähigkeit der Gruppe und je nach gewählten Inhalten einen sinnvollen Stundenablauf festzulegen:

- Ein Kurs „Sturzprophylaxe-Training" beinhaltet immer das Kernelement „Gleichgewichtstraining zur Verhütung von Stürzen". Das Gleichgewichtstraining wird durch weitere Elemente, wie zum Beispiel das Multi-Tasking-Training oder das Krafttraining, ergänzt.

- Ältere Menschen brauchen – vor allem, wenn sie noch nie oder lange keinen Sport getrieben haben – eine Phase, in der sie in Ruhe ankommen und sich zurechtfinden können. Es ist sinnvoll, vor allem anfangs, jeden Teilnehmer einzeln freundlich zu begrüßen und dadurch eine Atmosphäre zu schaffen, in der auch unsichere Teilnehmer sich wohlfühlen.

- Handelt es sich um eine Anfängergruppe, ist ein Warm-up nicht unbedingt notwendig. Dann können das Gleichgewichtstraining oder Spiele aus dem Multi-Tasking-Training als Warm-up genutzt werden. Ist die Gruppe jedoch leistungsfähiger und sind deshalb höhere Kraftdosierungen möglich, ist es sinnvoller, sich gezielt aufzuwärmen und die Gelenke auf das folgende belastende Krafttraining vorzubereiten.

- Das Warm-up kann zur psychischen Einstimmung sowie zur Förderung der Kommunikation innerhalb der Gruppe genutzt und eingesetzt werden.

- Das Gleichgewichtstraining sollte immer relativ weit am Anfang der Trainingseinheit stehen und vor dem Krafttraining durchgeführt werden. Das Gleichgewichtstraining stellt hohe Anforderungen an die sensomotorische Regulationsfähigkeit des Körpers. Vor allem ältere Menschen sind durch die komplexen Anforderungen, die dabei an den Körper gestellt werden, bereits nach relativ kurzer Zeit erschöpft. Würde man zuerst das Krafttraining durchführen, wäre der Körper bereits zu erschöpft für das Gleichgewichtstraining.

Die Regel lautet: Das Gleichgewichtstraining immer im möglichst ausgeruhten Zustand durchführen!

- Das Multi-Tasking-Training sollte vor dem Krafttraining stehen, weil dieses viele koordinative Elemente beinhaltet und miteinander kombiniert. Dies ist anstrengend und herausfordernd. Würde die Reihenfolge andersherum erfolgen, wären die Teilnehmer durch das anstrengende Muskeltraining bereits zu erschöpft für die komplexen Anforderungen.

- Das Ende der Stunde kann kurz gehalten werden. Lockerungs- oder Mobilisierungsübungen haben hier ihren Platz. Spiele mit koordinativer Anforderung sind dagegen ungeeignet an dieser Stelle.

- Eine typische Kursstunde „Sturzprophylaxe" sollte 60 min dauern.

- Natürlich können einzelne der aufgeführten Elemente, zum Beispiel das Kraft- oder das Gleichgewichtstraining, auch in andere Kurse oder Gruppen, zum Beispiel in klassische Seniorengymnastikgruppen, integriert werden.

Ein ausführliches Kursmanual mit 12 detailliert beschriebenen Kursstunden für zu Hause lebende ältere Menschen wurde auf der Grundlage dieses Buches und der Empfehlungen der Bundesinitiative Sturzprävention entwickelt und ist unter dem Titel „Standfest und Stabil" beim Meyer & Meyer Verlag erschienen (ISBN 9783-89899-708-9).

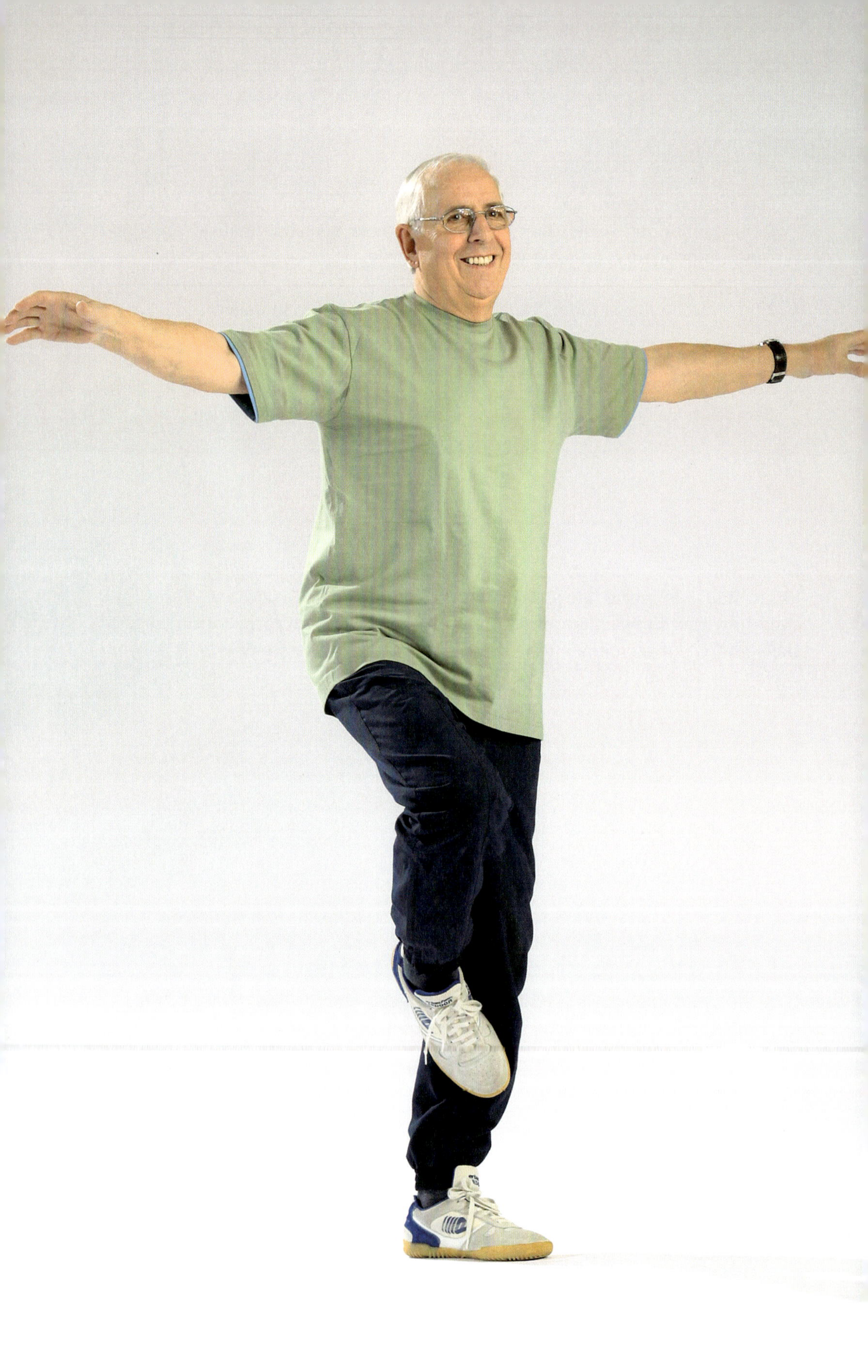

3 Gleichgewichtstraining

Das Gleichgewicht beschreibt die Fähigkeit des Körpers, in jeder Position (z. B. freier Sitz, Stand) oder Aktion (z. B. Gehen, Laufen), eine stabilisierte, aufrechte Haltung und zielgerichtete Bewegungen zu ermöglichen.

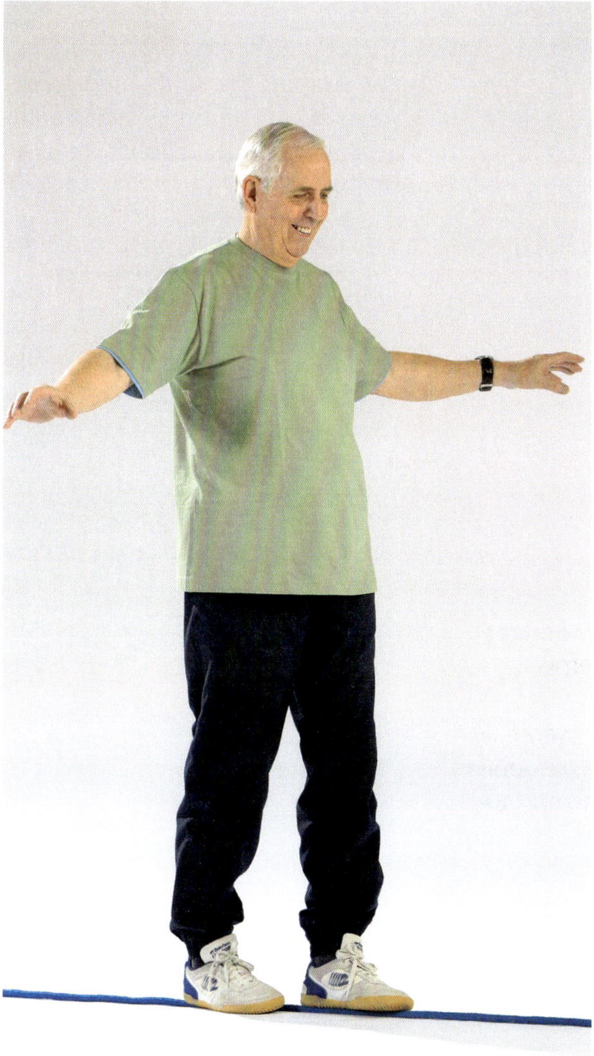

Diese Fähigkeit ist im Alter oft eingeschränkt. Anzeichen von Gleichgewichtsstörungen sind Schwindel und unsicheres Gehen.

Die Ursachen sind neben neurologischen und durchblutungsbedingten Erkrankungen gerade bei älteren Menschen oft in der Folge von körperlicher Inaktivität zu suchen.

Der Körper des Menschen passt sich an die an ihn gestellten Erfordernisse an. Diese Anpassungsvorgänge werden durch Training (Reize auf das Nerv-Muskel-System) hervorgerufen. Das ist das Prinzip, das im Sport und auch in der Rehabilitation zu Verbesserungen der Leistungsfähigkeit führt. Umgekehrt kommt es bei Inaktivität zur Verschlechterung der Leistungsfähigkeit.

3.1 Das Gleichgewicht

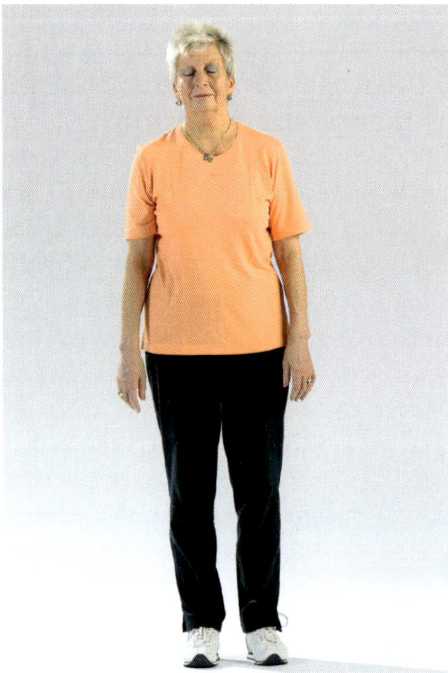

Unser Körper hat mehrere Wahrnehmungssysteme, deren Informationen im Gehirn und Rückenmark zusammenlaufen und die Grundlage der Gleichgewichtsfähigkeit darstellen.

Das wichtigste Wahrnehmungssystem sind die **Augen**. Sie informieren über die Stellung des Körpers im Raum. Wichtig dabei ist das Erkennen des Horizonts und die Unterscheidung von „oben" und „unten".

Die Bedeutung der Augen für das Gleichgewicht kann man leicht testen, indem man die Augen schließt. Der freie Stand wird unsicher, das Gehen mit geschlossenen Augen ist noch schwieriger.

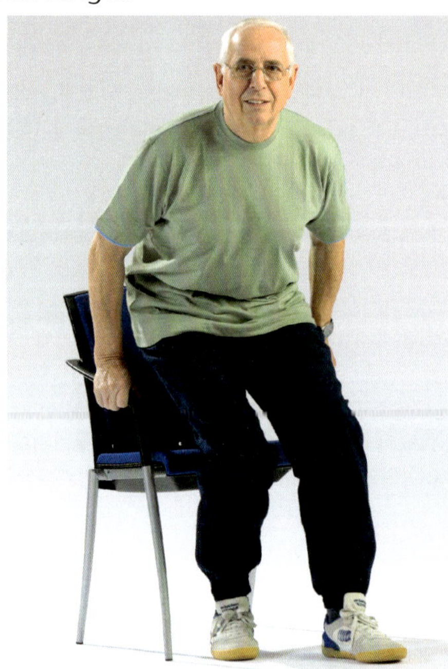

Ein weiteres Wahrnehmungssystem ist das **Gleichgewichtsorgan im Innenohr**. Es informiert über Drehbewegungen und Beschleunigungen des Körpers.

Wir alle kennen das Gefühl, wenn wir durch einen Aufzug z. B. nach oben beschleunigt werden. Ein anderes Beispiel ist die plötzliche Lageveränderung beim Aufstehen. An diesen Wahrnehmungen ist besonders das Gleichgewichtsorgan beteiligt.

Das dritte System liefert viele verschiedene Informationen aus dem Körper: Der **Tastsinn** informiert zum Beispiel über den Druck an den Fußsohlen.

Messfühler in den Muskeln spüren den Spannungszustand der Muskulatur. Über Nervenfühler in den Gelenken wird man über deren Stellung informiert, sogar wenn man die Gelenke nicht anschaut.

Im zentralen Nervensystem (Rückenmark, Gehirn) werden alle Informationen verarbeitet. Als Reaktion wird die Muskulatur so eingesetzt, dass man das Gleichgewicht aufrechterhalten kann. Neben der Reaktion auf Störeinflüsse ist auch die Antizipation von Bewegungsänderungen wichtig. Wenn man zum Beispiel ein Bein anhebt, muss man zuvor den Körperschwerpunkt auf das Standbein verlagern, damit man durch das Anheben des Spielbeins nicht aus dem Gleichgewicht gerät. Die Gleichgewichtsregulation ist also **reaktiv** (auf nicht vorhersehbare Irritationen, z. B. Stoß von hinten, nicht sichtbares Glatteis), **proaktiv** (auf vorhersehbare Irritationen, z. B. Stoß von vorne, sichtbares Glatteis) oder als dritte Form **kontinuierlich** (ständiges Ausbalancieren des Gleichgewichts, zum Beispiel beim Gehen), wenn eine bestimmte Körperhaltung statisch eingenommen wird (still stehen) oder wenn ein zyklischer Bewegungsablauf kontrolliert wird (gehen). Beim Gleichgewichtstraining müssen Trainer darauf achten, dass alle drei Formen der Gleichgewichtsregulation (reaktiv, proaktiv, kontinuierlich) geübt werden.

3.1.1 Veränderungen im Alter

Im freien Stand sind geringe Schwankungen auch bei jungen und gesunden Menschen durchaus normal. Diesen leichten Schwankungen wird dann im Fußgelenk sofort entgegengesteuert, sodass ein Sturz ausbleibt (Fußgelenkstrategie). Ältere Menschen können im Fußgelenk nicht mehr so effektiv gegensteuern und regulieren die Ausgleichbewegungen über kleine Hüftbewegungen (Hüftstrategie).

Bei größeren Schwankungen wird bei jüngeren gesunden Menschen durch einen schnellen (Ausfall-)Schritt der Sturz abgewendet. Bei älteren Menschen kommt dieser Schritt oft zu spät oder die Kraft reicht nicht aus, um einen Sturz zu verhindern. Älteren Menschen geht oft durch sensorische und reaktive Einschränkungen die Fähigkeit einer effektiven Fußgelenkstrategie verloren. Diese kann allerdings durch gezieltes Training wieder verbessert werden.

Durch gleichzeitiges Anspannen von Beuge- und Streckmuskulatur versuchen ältere Menschen, die Stabilität ihrer Gliedmaßen zu erhöhen. Das Problem – sie werden dadurch aber auch unbeweglicher.

Neben einer schlechteren Sehfähigkeit ist im Alter auch eine verlangsamte Übermittlung der Wahrnehmung aus der Peripherie (z. B. des Bodens) für das schlechtere Gleichgewicht verantwortlich. Weiterhin ist die geschwächte Muskulatur nicht mehr in der Lage, motorische Antworten adäquat umzusetzen und so den Körper im Gleichgewicht zu halten.

Ein schlechtes Gleichgewicht im Alter ist oft die Folge eines passiven Lebensstils. Solange die Menschen noch sehr aktiv sind, werden sie selten Probleme mit dem Gleichgewicht bekommen. Aber auch, wenn ältere Menschen noch aktiv sind und ihre Wohnung täglich verlassen, ist ein vorbeugendes Gleichgewichtstraining ratsam.

3.1.2 Das Gleichgewicht ist trainierbar

Das Gleichgewicht ist genauso wie die Kraft und die Ausdauer trainierbar.

- Kleinkinder verbessern das Gleichgewicht durch ständiges Ausprobieren. Sie kommen dadurch von einem anfänglich wackeligen Gangbild zu einem sicheren Gangbild.

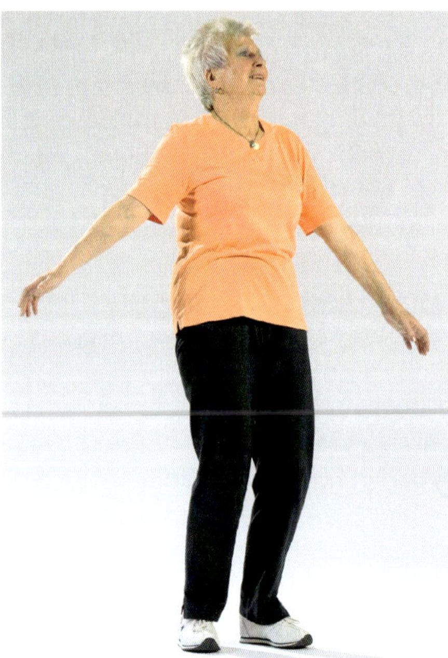

- Sportler, die regelmäßig Gleichgewichtsübungen und akrobatische Elemente trainieren, haben ein besseres Gleichgewicht als andere Sportler.
- Menschen mit Gleichgewichtsstörungen können sich durch gezieltes Training deutlich verbessern.

Genauso gibt es leider auch Anpassungserscheinungen zum Negativen hin. Das geschieht dann, wenn das Gleichgewichtssystem nicht mehr gefordert wird, zum Beispiel wenn ältere Menschen die meiste Zeit sitzen oder liegen. Bei den seltenen Gehversuchen hat man dann Probleme, das Gleichgewicht zu halten.

3.1.3 Warum sollte das Gleichgewicht trainiert werden?

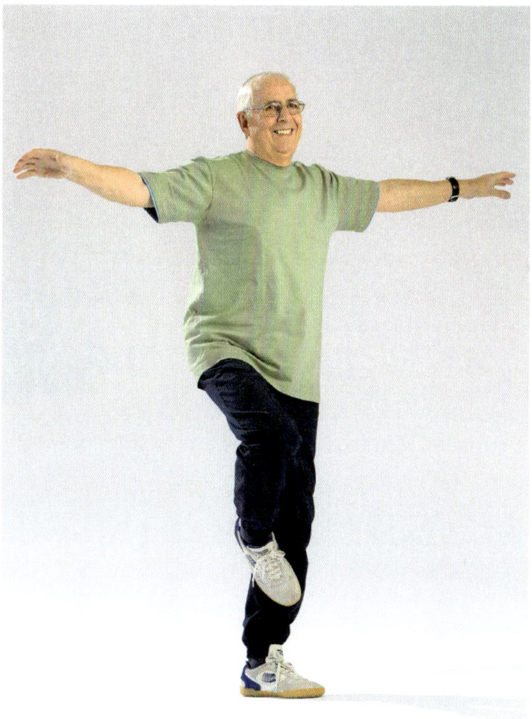

Spätestens, wenn der Moment kommt, dass ältere Menschen bei alltäglichen Aufgaben ins Schwanken geraten und unsicher sind, sollten sie mit einem Gleichgewichtstraining beginnen. Wenn aber wegen dieser Unsicherheit alle Situationen vermieden werden, in denen das Gleichgewicht gefordert wird, kommen sie in einen „Teufelskreis", der Körper gewöhnt sich an die Inaktivität und die Gleichgewichtsfähigkeit verschlechtert sich weiter.

Man sollte das Gleichgewicht natürlich auch vorbeugend trainieren, damit erst gar keine Probleme entstehen. Sehr gut geeignet dazu sind auch Elemente aus dem Tai-Chi.

3.1.4 Was muss beachtet werden?

Das Gleichgewichtssystem wird im Liegen und Sitzen kaum gefordert. Deshalb sind Übungen in diesen Positionen ungeeignet. Gut geeignet sind dagegen Übungen im Stand und im Gehen.

Wer nicht ohne Hilfsmittel gehen kann, sollte zunächst im Stehen üben. Dabei soll man sich nur dann festhalten, wenn es unbedingt nötig ist.

Wichtig ist die Übungsintensität: Die Übungen müssen von den Teilnehmern als so schwierig empfunden werden, dass sie an die Grenzen ihrer Stabilität gelangen.

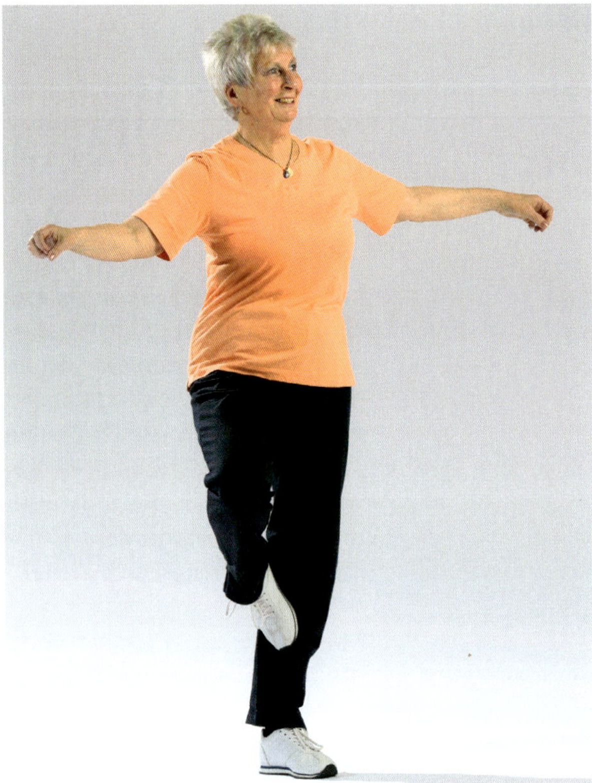

Die Gleichgewichtsübungen müssen also so abgeändert werden, dass jeder einzelne Teilnehmer sie als schwierig empfindet. Die Steigerung der Schwierigkeit kann zum Beispiel durch die Steigerung der Genauigkeit der Übungsdurchführung, durch die Durchführung von Übungen unter Zeitdruck oder durch eine größere Labilität des Untergrunds erfolgen. Es sollten alle Formen der Gleichgewichtsregulation (reaktiv, proaktiv, kontinuierlich) und deren Kombinationen trainiert werden.

Beim Gleichgewichtstraining sollten die älteren Teilnehmer in der Regel ihre Schuhe tragen, obwohl dadurch die Reizaufnahme erschwert wird, weil …

- die Hemmschwelle, die Schuhe auszuziehen, bei älteren Menschen generell sehr groß ist,
- dadurch das Gleichgewicht unter realistischen Alltagsbedingungen trainiert wird.

3.2 Methodik des Gleichgewichtstrainings

Um das Gleichgewichtssystem zu verbessern, muss der Körper in eine Situation versetzt werden, die das Gleichgewicht fordert: Dabei müssen die drei Wahrnehmungssysteme ausreichende Informationen liefern, dann veranlasst das Gehirn eine entsprechende Bewegung, die das Gleichgewicht sichert.

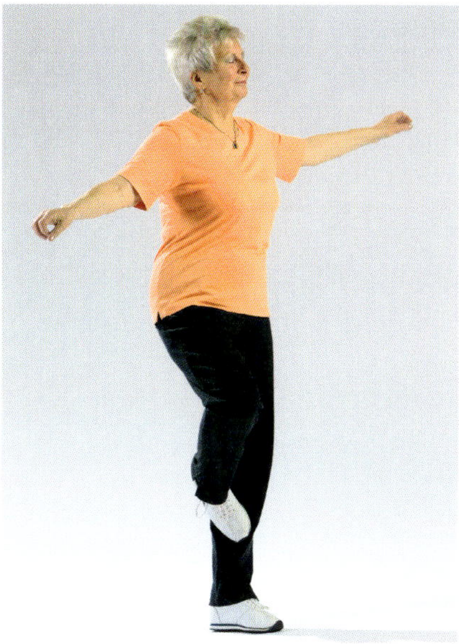

Beispiel:
Wenn man im Stand ein Bein hebt, gerät der Körper ins Schwanken, bis man ihn ausbalanciert hat. In diesem kurzen Moment der Unsicherheit sind viele Informationen von den Wahrnehmungssystemen an das Gehirn geleitet worden. Dort wurden dann die Ausgleichsbewegungen im Fußgelenk oder auch die Ausgleichsbewegungen mit den Armen veranlasst.

Wenn man nun die Augen schließt, fehlen wichtige Informationen. Trotzdem fällt man nicht unbedingt hin. Das Gehirn kompensiert den Verlust an Informationen, indem es die anderen Informationskanäle stärker nutzt.

Der wesentliche Trainingseffekt ist also, dass das Gehirn lernt, fehlende Informationen aus den Wahrnehmungssystemen durch Informationen aus anderen Bereichen auszugleichen (Kompensation). Weiterhin können die sensorischen Wahrnehmungssysteme durch Wiederholung (Bahnung) in ihrer Funktion verbessert werden. Zudem wird die Koordination zwischen Wahrnehmung und muskulärer Arbeit effektiver (schneller).

Das Gleichgewichtstraining zur Verhütung von Stürzen sollte ...

- vom Teilnehmer als schwierig empfunden werden,
- möglichst variantenreich und vielfältig sein,
- unterschiedliche Regulationsformen trainieren (reaktiv, proaktiv, kontinuierlich),
- insgesamt bis zu 25 min dauern.

Jede Übung sollte zwischen 10 und 30 s durchgeführt werden.
Nach jeder Übung sollten die Teilnehmer die Beine ausschütteln und lockern.

Der methodische Aufbau des Gleichgewichttrainings als Bestandteil eines Sturzprophylaxekurses sollte in der folgenden Reihenfolge – vom Leichten zum Schweren – erfolgen:

Ausgangspositionen:
1. Gleichgewichtstraining im *stabilen Stand,*
2. Gleichgewichtstraining im Stand in Verbindung mit verstärkter Oberkörperaktivität und
3. Gleichgewichtstraining in der räumlichen Fortbewegung.

Zur weiteren Differenzierung und zur zusätzlichen Erhöhung der Schwierigkeit können die folgenden Zusatzherausforderungen auf allen drei methodischen Stufen ergänzt werden:

Die Stufen des Gleichgewichtstrainings
- Reduktion der Standfläche (z. B. im geschlossenen Stand, Tandemstand, Einbeinstand bzw. auf einer Linie gehen).
- Einschränkung oder Irritation der sensorischen Information (mit geschlossenen Augen, auf weicher oder labiler Unterlage, mit Drehung des Kopfs).
- Mit weiteren Zusatzaufgaben, z. B. einen Ball hochwerfen und fangen, während man im Einbeinstand steht.
- Mit Störungen des Gleichgewichts (leichter Stoß) als reaktives Training.

Übungsleiter beginnen also zunächst mit leichteren Übungen (Gleichgewichtstraining im *stabilen Stand*) und steigern dann im Laufe des Trainingsprozesses die Schwierigkeit. Sobald eine Stufe sicher beherrscht wird, kann zur nächsten übergegangen werden.

Für alle Übungen gilt: Sobald die Teilnehmer glauben, dass sie den Halt verlieren, muss die Übung abgebrochen werden.

3.3 Inhalte des Gleichgewichtstrainings

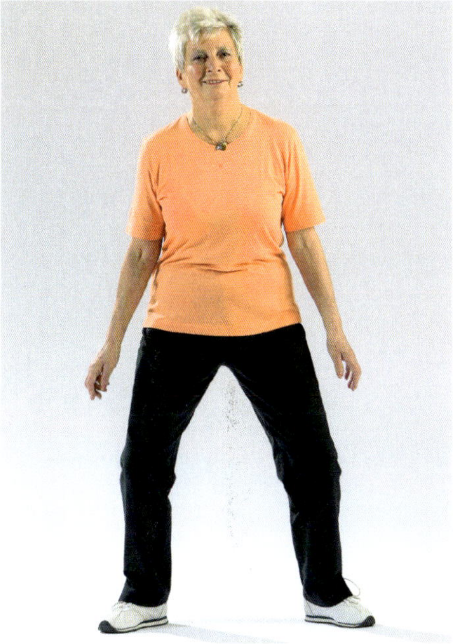

3.3.1 Übungen im *stabilen Stand*

Standposition: Die Teilnehmer stehen mit hüftbreit geöffneten Füßen, sie konzentrieren sich auf den Druck unter ihren Fußsohlen.

Sie versuchen, beide Füße gleichmäßig zu belasten. Die Teilnehmer stehen in aufrechter Haltung, der Blick ist gerade nach vorn gerichtet. Die Arme hängen an der Seite herunter.

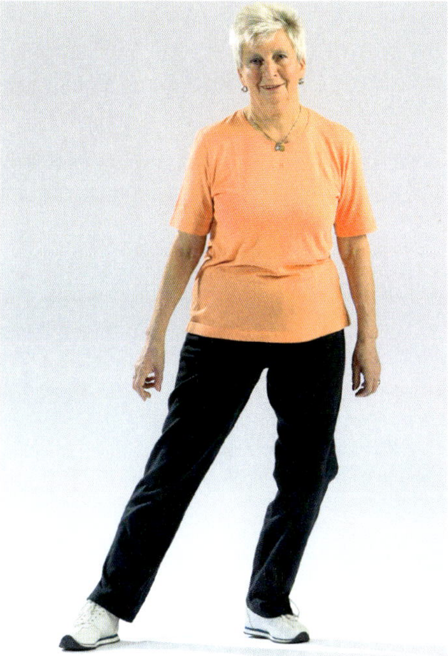

Die Teilnehmer sollen versuchen, sich in der Standposition auf ihre Atmung zu konzentrieren. Dabei sollen sie nicht übertrieben tief, sondern bewusst ein- und ausatmen.

Aus der Standposition wird nun das Gewicht langsam auf das eine Bein und dann langsam auf das andere Bein verlagert. Beide Beine behalten dabei immer den Kontakt zum Boden. Der Körper bleibt aufrecht. Die Teilnehmer schieben den Schwerpunkt so weit zur Seite, bis das andere Bein fast völlig entlastet ist.

Die Teilnehmer atmen bei der Verlagerung auf das eine Bein ein und bei der Verlagerung zurück zur Mitte aus.

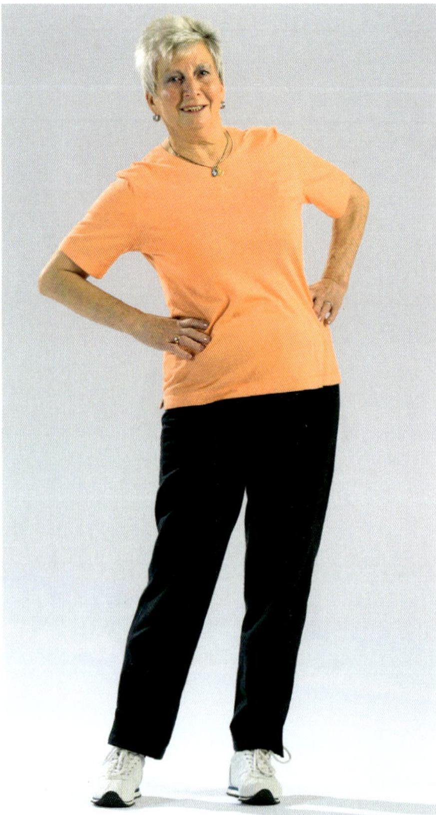

Aus der Standposition wird das Gewicht im Wechsel langsam auf den Vorderfuß und auf die Ferse verlagert. Dabei versuchen, zu spüren, wie der Druckpunkt zur Fußspitze und zur Ferse wandert. Den Schwerpunkt so weit nach vorne bzw. hinten schieben, dass die Fersen bzw. Fußspitzen fast abheben.

In der Standposition mit der Hüfte kreisen. Die Hände sind dabei in der Hüfte abgestützt. Mit kleinen Kreisen beginnen und dann steigern. In beide Richtungen kreisen.

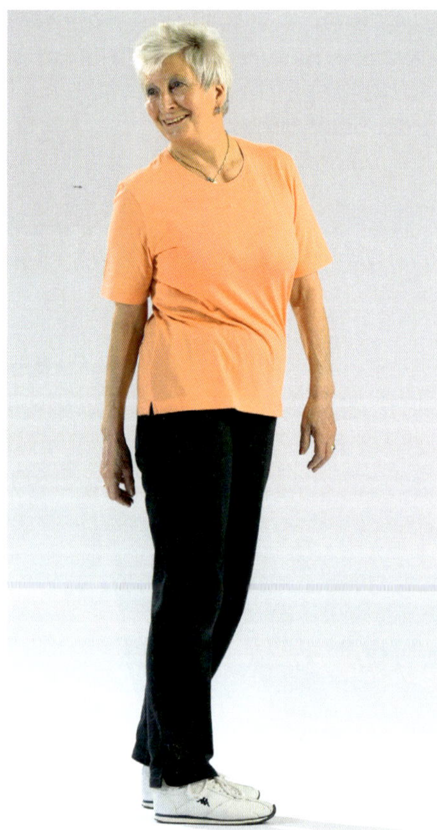

In der Standposition über die Schulter nach hinten umdrehen. Die Füße bleiben dabei stehen, der Oberkörper dreht mit. Abwechselnd nach links und nach rechts drehen.

Versuchen, bei der Drehung nach hinten einzuatmen und bei der Drehung zurück auszuatmen.

Die Teilnehmer drehen sich in der Standposition über die Schulter nach hinten um. Die Füße bleiben dabei stehen, der Oberkörper dreht mit. Abwechselnd nach links und nach rechts drehen. Die Drehung wird durch das Mitschwingen der Arme unterstützt. Langsam beginnen und dann langsam das Tempo steigern.

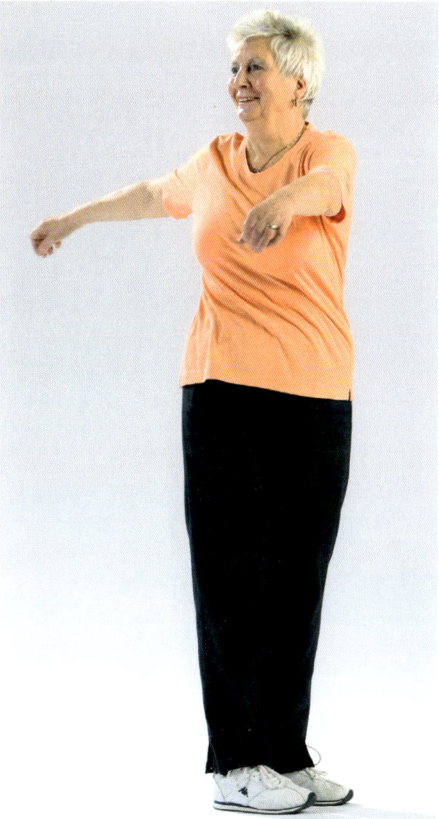

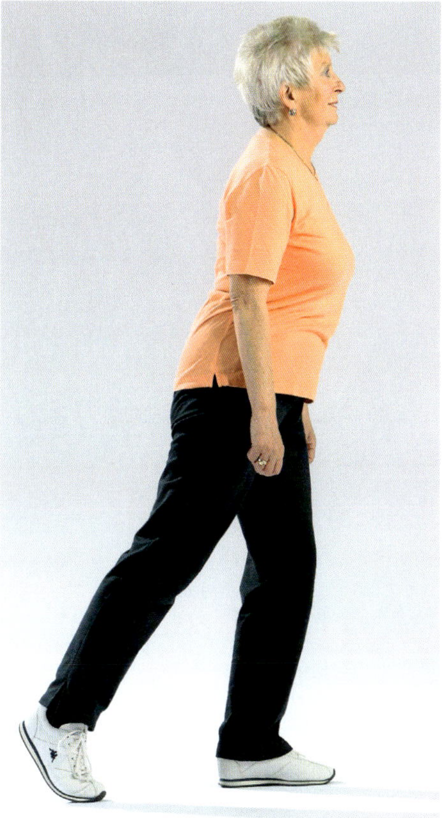

Die Teilnehmer stellen sich in eine leichte Schrittstellung und verlagern das Gewicht auf den vorderen Fuß, sodass beim hinteren Fuß die Ferse abhebt. Dann das Gewicht auf den hinteren Fuß verlagern, sodass am vorderen Fuß die Fußspitze abhebt.

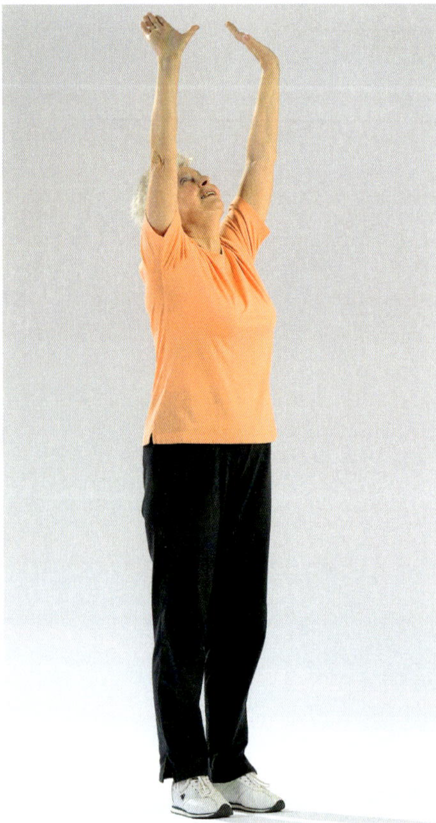

3.3.2 Verstärkte Oberkörperaktivität

In der Standposition die Arme zur Decke hochheben. Dann den Körper nach vorne beugen und die Hände zu den Füßen führen.

Die Teilnehmer schauen bei der Bewegung in Richtung der Hände (zur Decke/zum Boden).

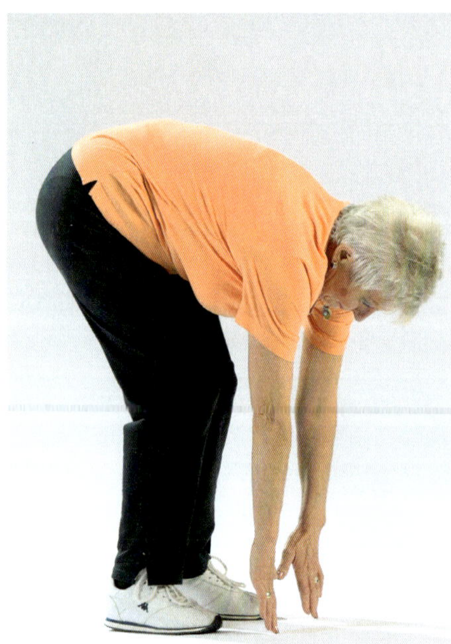

Die Teilnehmer versuchen, aus der Standposition mit einer Hand möglichst weit nach vorne zu reichen. Oberkörper und Schulter werden dabei leicht nach vorne geneigt. Abwechselnd auf beiden Seiten üben.

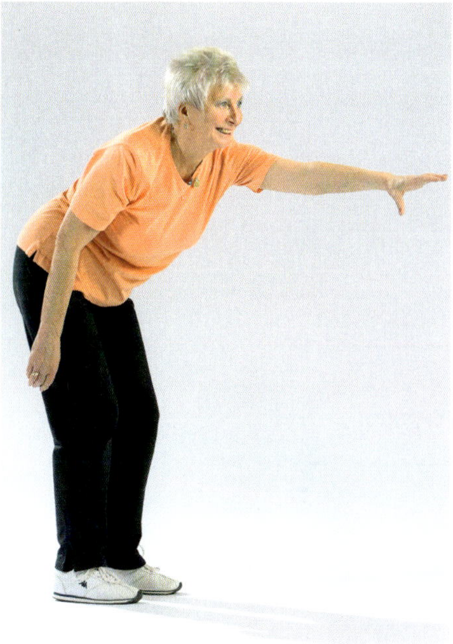

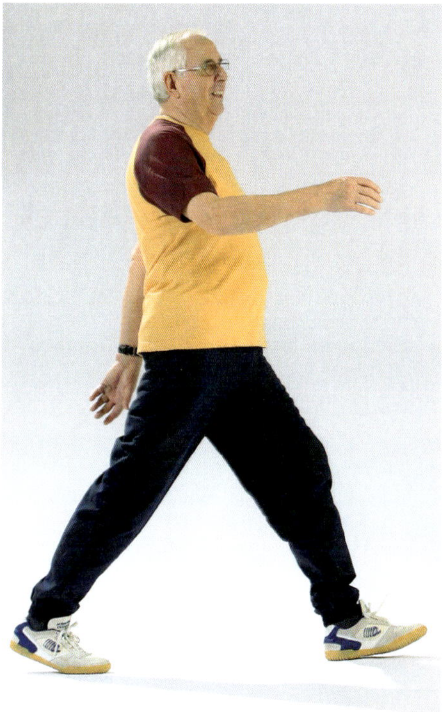

3.3.3 Räumliche Fortbewegung

Die Übungen im Gehen sollten nach Möglichkeit ohne Hilfe, ggf. mit Stock oder mit der lockeren Hand eines Helfers, durchgeführt werden. Jede Gehvariation sollte etwa 30 s lang geübt werden. Nach jeder Übung sollte eine kurze Pause eingelegt werden (~ 20 s). In der Pause können die Teilnehmer sich, je nach Belastbarkeit, setzen oder aber auch normal weitergehen:

- Betont langsam gehen, dabei versuchen, bei jedem Schritt von der Ferse zur Fußspitze abzurollen.
- Bei jedem Schritt kurz stehen bleiben (Gehen wie ein Roboter).

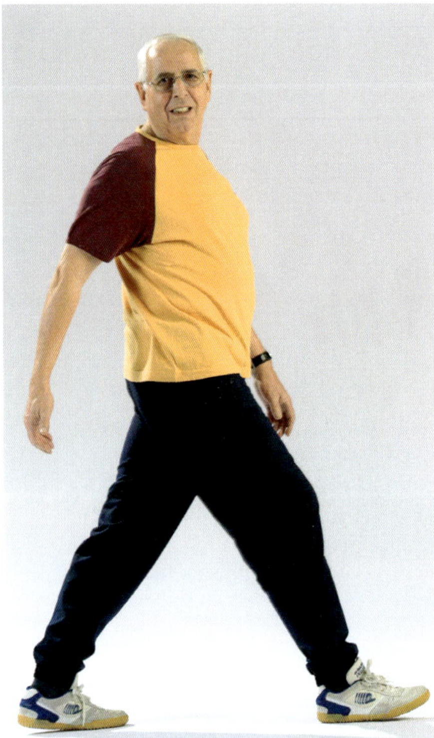

- Mit betont großen Schritten gehen.
- Die Teilnehmer drehen sich beim Gehen nach links und rechts über die Schulter um.

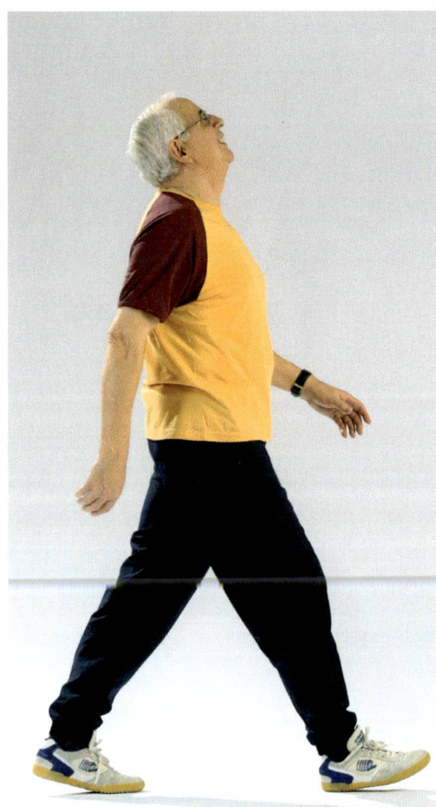

- Während des Gehens hoch zur Decke schauen und anschließend hinunter zum Boden.

- Beim Gehen um die eigene Achse drehen.
- Dazu jeweils stehen bleiben oder die Drehung während der Gehbewegung probieren.
- Während des Gehens mit den Augen einen großen Kreis beschreiben: von der Decke über die Wände zum Boden.

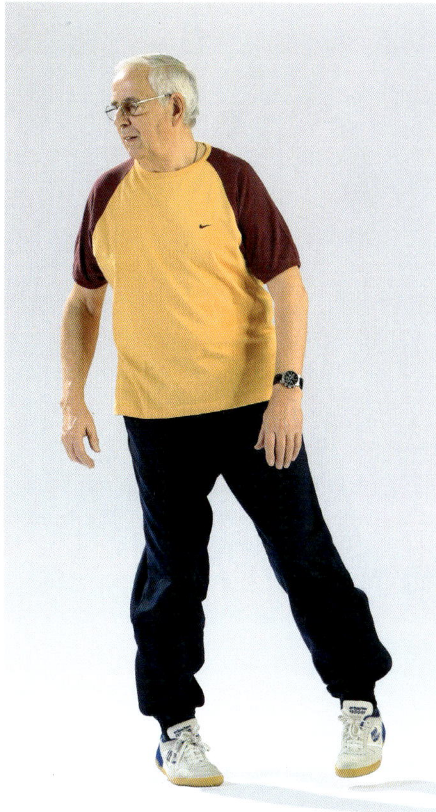

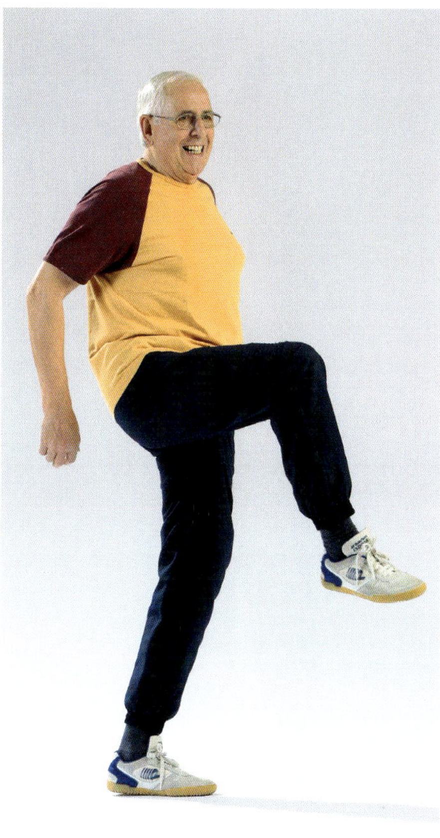

- Die Teilnehmer steigen beim Gehen über unsichtbare Hindernisse. Dabei bestimmen die Teilnehmer selbst die Anzahl der Hindernisse und ihre Größe.

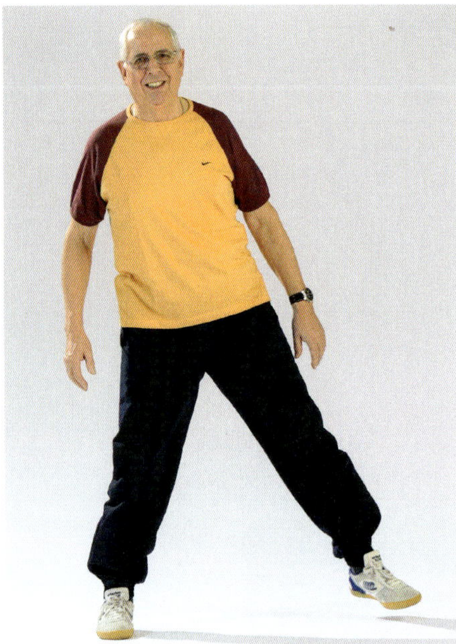

- Seitwärts mit kleinen oder großen Anstellschritten gehen.

- Die Teilnehmer gehen einige Schritte mit geschlossenen Augen. Sie verlängern, je nach Sicherheit, mit der Zeit die Anzahl der Schritte.

- Die Teilnehmer können versuchen, einige der oben genannten Übungen mit geschlossenen Augen durchzuführen.

3.3.4 Reduzierte Standfläche

Die folgenden Variationen können im Stand und im Stand mit Oberkörperaktivität eingesetzt werden.

Der Schwierigkeitsgrad der Übungen im *stabilen Stand* kann durch Variation im geschlossenen Stand (Fußinnenseiten berühren sich) erhöht werden.

Eine sehr schwere Übung ist der Tandemstand: Die Teilnehmer stellen einen Fuß direkt vor den anderen, sodass die Ferse des vorderen Fußes die Fußspitze des hinteren Fußes berührt.

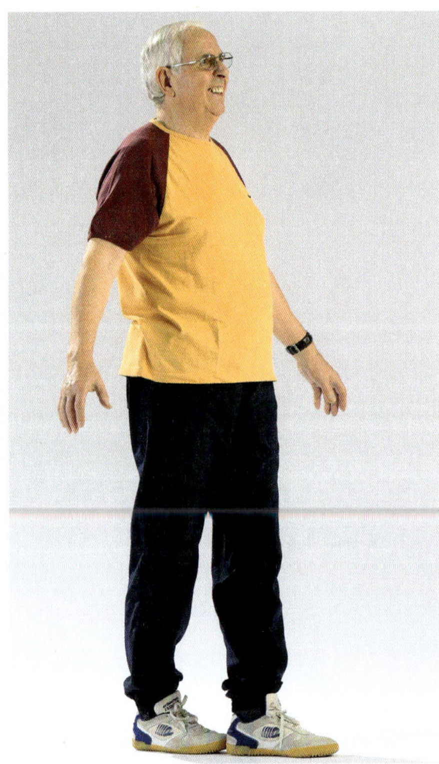

Wenn die Teilnehmer diese Position gut ausbalancieren können, sollten sie das Gewicht im Wechsel langsam auf den vorderen Fuß und auf den hinteren Fuß verlagern.

Einbeinstand: Die Teilnehmer verlagern aus der Standposition das Gewicht langsam so weit auf ein Bein, dass sie das andere Bein vom Boden abheben können. Versuchen, diese Position einige Sekunden zu halten.

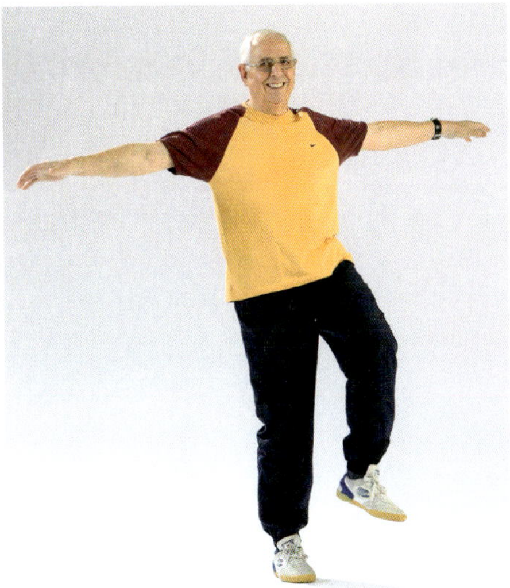

3.3.5 Einschränkung der sensorischen Information

Durch Einschränkung und Irritation der sensorischen Informationen werden Kompensationsstrategien angebahnt und trainiert.

Visuelle Informationen werden durch das Üben mit geschlossenen Augen ausgeschlossen. Somatosensorische Informationen, speziell aus dem Bereich der Füße, die für das Gleichgewicht die „Grundlage" darstellen, lassen sich durch weiche oder labile Unterlagen irritieren. Geeignete Trainingsmittel sind Wackelbretter, Tennisringe, weiche Matten oder Ähnliches. Die sensorischen Informationen aus dem Gleichgewichtsorgan können durch Drehbewegungen des Kopfs (rechts/links, hoch/tief) irritiert werden. Diese Übungsvariationen lassen sich bei fast allen Übungen im Stand und in der Fortbewegung mit der Grundübung kombinieren.

3.3.6 Zusatzaufgaben

Durch die folgenden Zusatzaufgaben, die während der Grundübung „Gehen" durchgeführt werden sollen, wird der Automatismus des Gehens trainiert und die Stabilität während des Gehens gefördert. Die zusätzlichen Herausforderungen machen das Gehen zunächst instabiler. Ein regelmäßiges Training dieser doppelten Herausforderung bewirkt, dass sich die Stabilität während des Gehens verbessert.

Beispiele:

- Gehen mit beidseitigem Armschwung vorwärts/rückwärts.
- Gehen und Zahlen in die Luft malen.
- Gehen und einen Ball um den Körper herumführen.

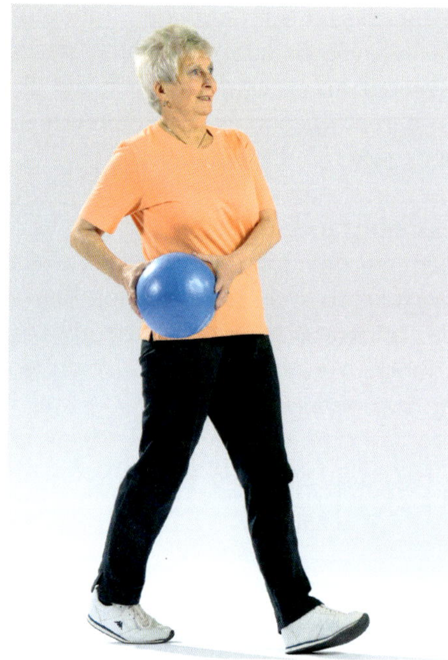

3.3.7 Störung des Gleichgewichts

Durch „leichtes" Anstoßen der Teilnehmer während der Übung wird das reaktive Gleichgewicht trainiert. Wenn der Teilnehmer auf das Anstoßen vorbereitet ist, wird gleichzeitig die proaktive Gleichgewichtsregulation geübt. Diese Übungen können als „Partnerübungen" durchgeführt werden. Dadurch wird beim „Anstoßenden" außerdem zusätzlich die Anpassungsfähigkeit trainiert.

Beispiele:
- Anstoßen oder Ziehen bei Übungen im Stand von hinten (reaktiv),
- Anstoßen oder Ziehen bei Übungen im Stand von vorne (proaktiv/reaktiv) und
- Anstoßen oder Ziehen beim Gehen (proaktiv/reaktiv).

3.3.8 Gleichgewichtstraining mit Kleingeräten

Zum Gleichgewichtstraining können besonders gut Luftballons, Seilchen, Bohnensäckchen, Chiffontücher, Handtücher oder andere Kleingeräte eingesetzt werden. Dabei ist zu beachten, dass bei diesen Spielformen die methodischen Schritte durch den Spielcharakter teilweise unbeabsichtigt gemischt werden. Dies erschwert mitunter die individuelle Einstellung des Schwierigkeitsgrades.

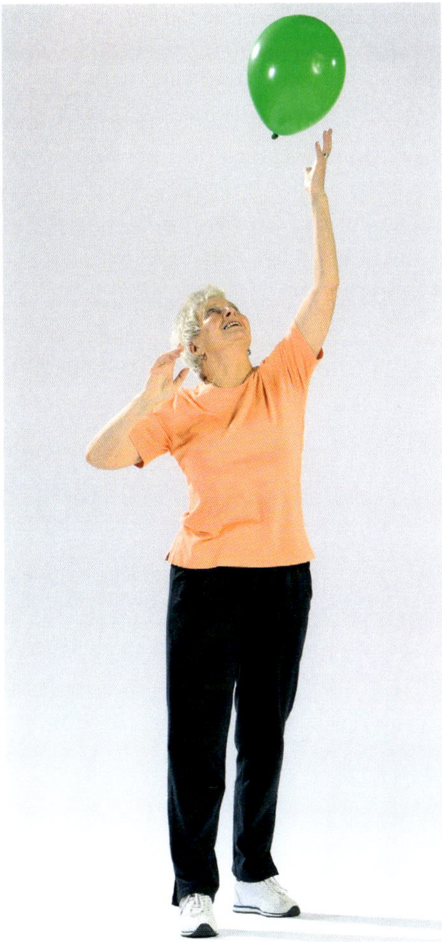

Daher ist besonderes Augenmerk auf eine mögliche Überforderung von schwachen oder besonders unsicheren Teilnehmern zu legen. Zur Erhöhung des Schwierigkeitsgrades können bei den folgenden Übungsbeispielen mit Luftballons und Seilchen (oder anderen Kleingeräten) vom Übungsleiter oder vom Partner externe Störungen eingebaut werden (proaktiv/reaktiv).

a) Luftballons

- Die Teilnehmer werfen den Luftballon hoch und fangen ihn wieder. Zunächst nicht so hoch werfen, später steigern.

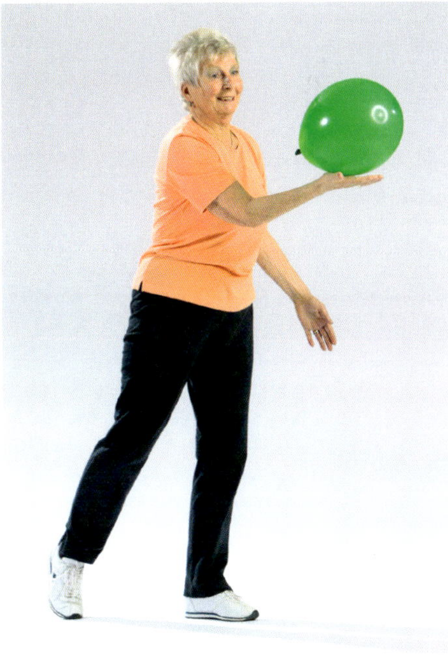

- Den Luftballon mit der Hand um den Körper geben.

- Den Luftballon auf der flachen Hand balancieren. So den Luftballon in großen Kreisen durch den Raum führen. Die Hand wechseln.

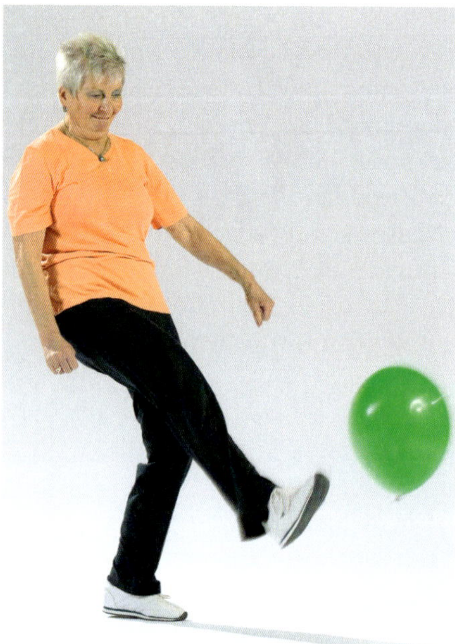

- Den Luftballon mit der flachen Hand nach oben spielen. Handfläche und Handrücken wechseln. Versuchen, den Ballon mit dem Kopf oder dem Ellbogen zu spielen.

- Den Luftballon mit der flachen Hand nach oben spielen und dabei rückwärts gehen.

- Den Luftballon mit dem Fuß spielen.

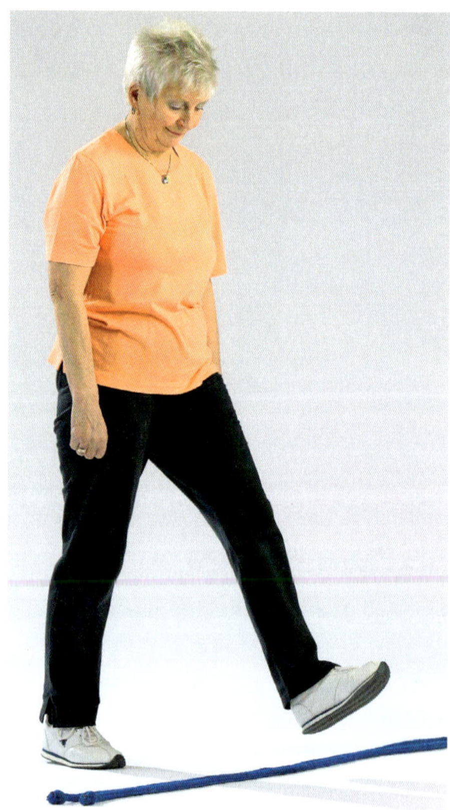

b) Seilchen

Ein Sprungseil oder ein Stück dicke Schnur auf den Boden legen:

- Über die Schnur steigen.

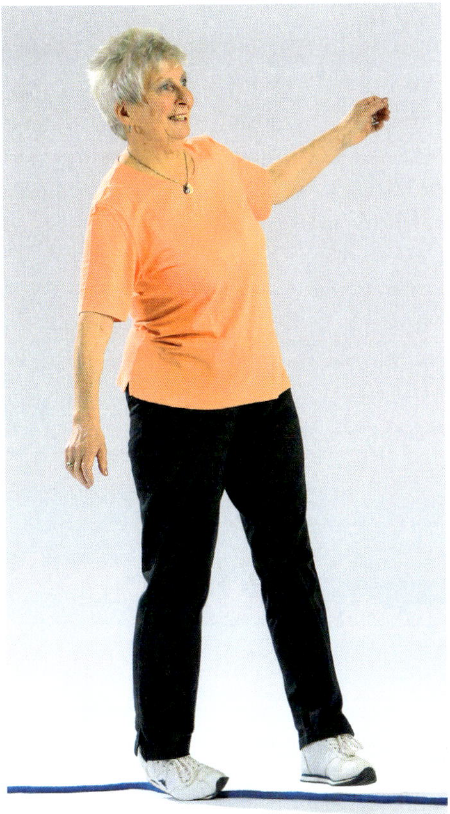

- Auf der Schnur balancieren. Wenn dies zu schwer ist, mit den Füßen möglichst dicht an der Schnur gehen.
- Versuchen, mit den Füßen das Sprungseil in Form eines Buchstabens oder einer Zahl zu legen.
- Festhalten und versuchen, die Form des Sprungseils (z. B. ein Buchstabe) mit dem Fuß zu ertasten. Dabei zur Decke schauen oder die Augen schließen.

Anmerkungen zum Gleichgewichtstraining

Es wurden exemplarisch Übungen mit dem Luftballon und dem Seilchen gezeigt. Einige Übungen davon können im Sinne einer methodischen Reihe (vom Leichten zum Schweren) auch mit Tuch oder mit Bohnensäckchen in ihrer Schwierigkeit gesteigert oder erleichtert werden. Wichtig ist immer, dass jeder Teilnehmer individuell an die Grenzen seiner Balancefähigkeit gebracht wird.

Darüber hinaus kann das Gleichgewichtstraining natürlich auch mit anderen Gegenständen, wie Zeitung, Bierdeckel usw., trainiert werden. Der Fantasie der Übungsleiter sind dabei keine Grenzen gesetzt.

Bei Übungen ohne Gerät können spezielle Ziele im Training (z. B. sensorische Irritation des Vestibularorgans) besser angesteuert werden. Spielerische Übungen mit Gerät (z. B. mit dem Luftballon) sind dagegen für die Teilnehmer motivierender. Beide Trainingsformen haben im Gleichgewichtstraining ihren Platz und sollten im Verhältnis 1:2 eingebaut werden.

3.3.9 Gleichgewichtstraining durch Tai-Chi

Das Training von Übungsformen aus dem Tai-Chi hat sich im Sinne der Sturzprophylaxe als sehr effektiv erwiesen. Die wesentlichen Elemente des Tai-Chi sind kontinuierliche und langsame Bewegungen, die kontrollierte Verlagerung des Körperschwerpunkts, die aufrechte Körperhaltung sowie kreisförmige Bewegungen mit Augenkontrolle und symmetrischen Arm- und Beinbewegungen.

Nach Erlernen der Grundelemente des Tai-Chi durch Selbsterfahrung (Tai-Chi-Schulen, VHS-Kurse etc.) sollte jeder therapeutisch geschulte Übungsleiter in der Lage sein, einfache Tai-Chi-Übungen in angepasster Form mit älteren Menschen, als Teil des Gleichgewichtstrainings, anzuleiten. Wegen der Vielfalt der Übungsformen soll an dieser Stelle nicht näher auf das Tai-Chi-Training eingegangen werden.

3.3.10 Gleichgewichtstraining durch Schrittmusterübungen

Das Gehen wird bei älteren Menschen sicherer, je höher ihre Kompetenz ist, die Schritte je nach Situation schnell anpassen und verändern zu können. Wer in einer riskanten Situation, zum Beispiel, wenn man beim Vorwärtsgehen erst im letzten Augenblick eine Bordsteinkante sieht, schnell mit einem großen Schritt zur Seite reagieren kann, bewegt sich im Alltag sicherer fort und hat ein reduziertes Sturzrisiko. Deshalb ist es sinnvoll, den Gangautomatismus (Gehen mit immer gleich großen Schritten) aufzubrechen und eine möglichst große Anpassungsfähigkeit der Schritte zu trainieren. Dies kann man zum Beispiel mit folgenden Schrittmustern erreichen:

Erstes Schrittmuster

Start mit dem rechten Fuß nach vorne, dann linker Fuß, dann rechter usw.

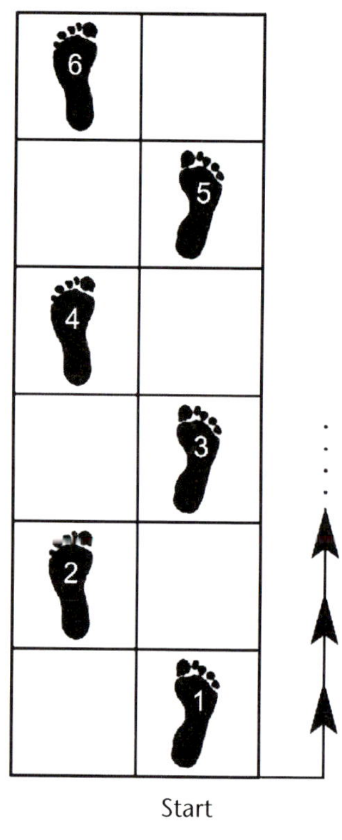

Zweites Schrittmuster

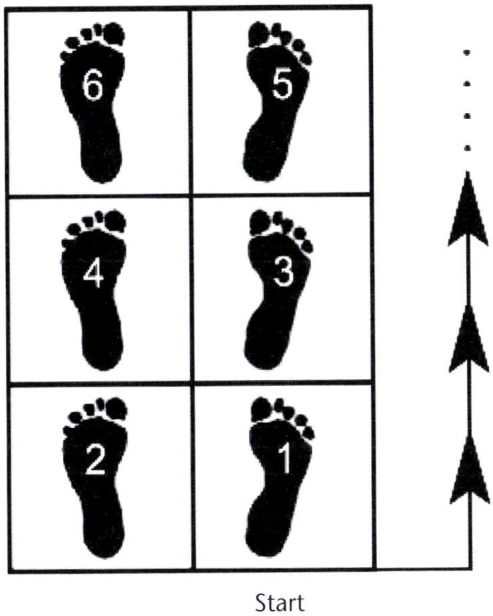

Start mit dem rechten Fuß, links auf gleiche Höhe daneben setzen, rechts nach vorn, links auf gleiche Höhe daneben setzen usw.

Drittes Schrittmuster

Start mit dem rechten Fuß weit nach rechts außen auf gleicher Höhe, dann linken Fuß weit nach links außen auf die gleiche Höhe setzen; der rechte Fuß geht nach vorne rechts außen, den linken Fuß wieder nach links außen auf die gleiche Höhe setzen usw.

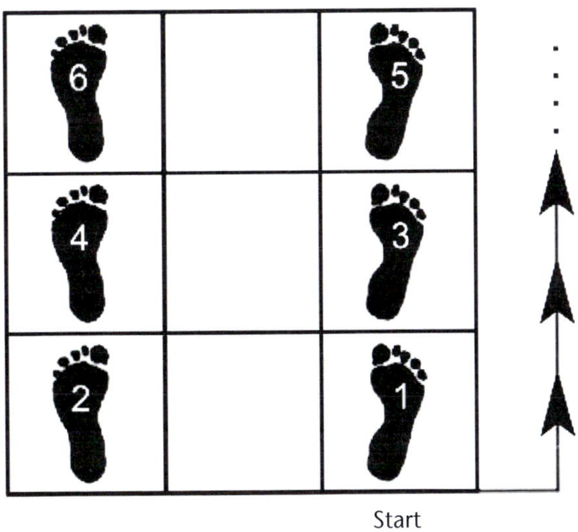

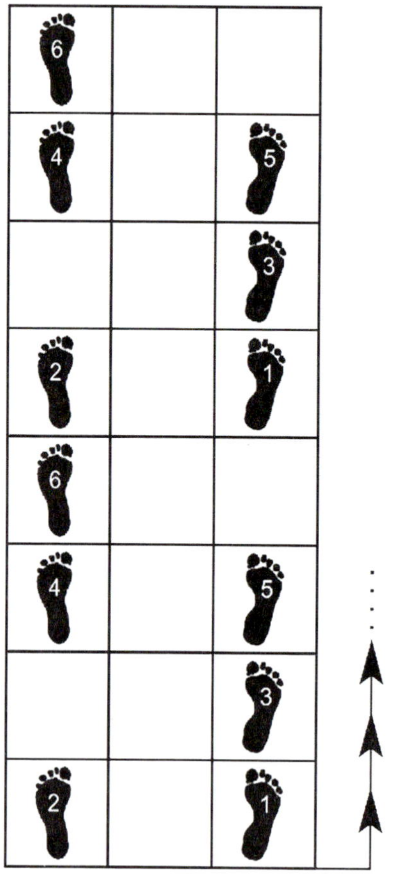

Start

Viertes Schrittmuster

Start mit dem rechten Fuß, diesen weit nach rechts außen setzen (1), dann linken Fuß weit nach links außen (2), mit dem rechten Fuß weit nach rechts außen und nach vorne (3), den linken Fuß weit nach links außen und nach vorne (4), dann den rechten Fuß weit nach rechts auf die gleiche Höhe außen (5), den linken Fuß weit nach links außen und nach vorne (6). Mit (1) die gleiche Schrittfolge wiederholen.

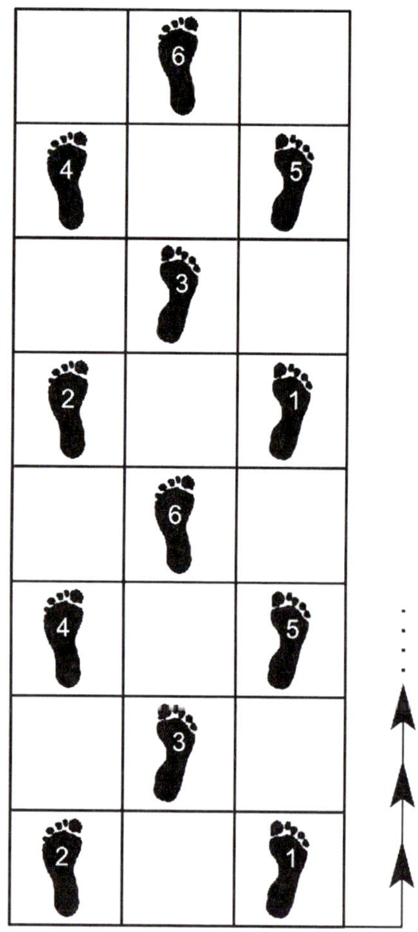

Start

Fünftes Schrittmuster

Start mit dem rechten Fuß, diesen weit nach rechts außen setzen (1), dann den linken Fuß weit nach links außen auf die gleiche Höhe setzen (2), mit dem rechten Fuß kleinen Schritt in die Mitte nach vorne (3), den linken Fuß weit nach links außen und nach vorne (4), danach den rechten Fuß weit nach rechts außen auf die gleiche Höhe setzen (5); den linken Fuß in die Mitte und nach vorne (6). Mit (1) die gleiche Schrittfolge wiederholen.

Übungsleiter können, diesen Schrittmusterabbildungen entsprechend, größere Kästen mit Klebeband auf den Boden kleben. Eine Integration von labilen Unterlagen oder erhöhten Gegenständen zum Auf- oder Übersteigen in die Schrittmusterübungen ist möglich und sinnvoll. Eine Kombination der Schrittmusterübungen mit kognitiven Aufgaben macht dieses Training besonders schwierig und herausfordernd.

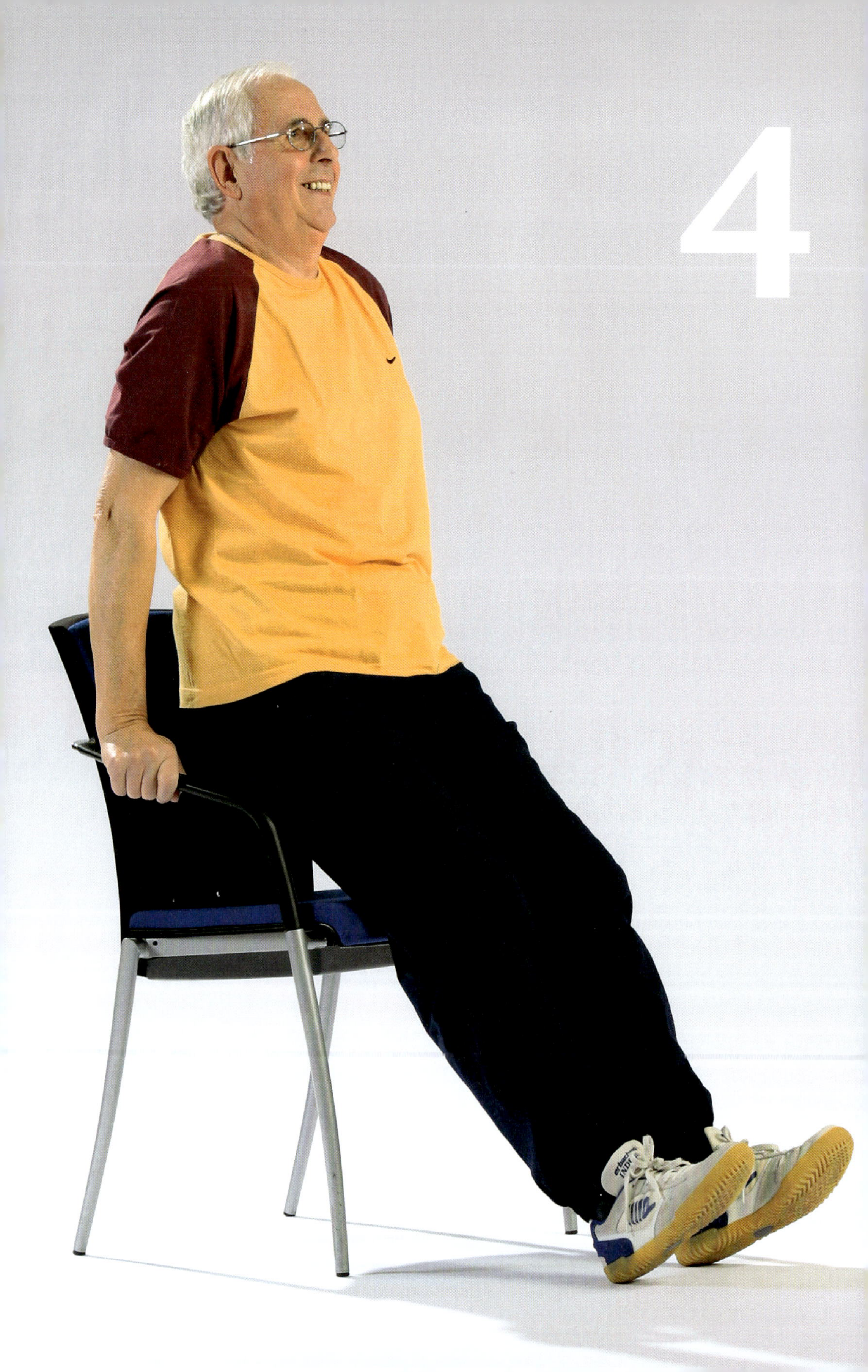

4

4 Krafttraining

4.1 Grundlagen des Krafttrainings zur Verhütung von Stürzen

Muskeltraining ist für ältere Menschen mehr als nur gesundheitsfördernd, es ist die unabdingbare Voraussetzung, um fit, selbstständig und mobil älter zu werden. Ohne Training wird etwa ab dem 30. Lebensjahr automatisch Muskelmasse abgebaut. Was anfangs kaum zu spüren ist, wird im Laufe des Älterwerdens zu einem ernsten Problem. Irgendwann reicht die Kraft nicht mehr aus, um eine Treppe hinaufsteigen oder um sich vom Sitzen auf einem Stuhl zum Stehen nach oben drücken zu können.

Um bei älteren Sportneueinsteigern Muskelmasse aufzubauen, ist nach einer kurzen Eingewöhnungsphase von wenigen Trainingseinheiten ein Hypertrophietraining mit etwa 70-80 % der Maximalkraft sinnvoll. Die Übungen werden langsam, kontrolliert und völlig ohne Schwung durchgeführt. Am besten lassen Sie Ihre Teilnehmer – zumindest anfangs – während der Übungsdurchführung zählen: 1 – 2 – 3 auf dem Weg von der Anfangs- in die Endposition und dann 1 – 2 – 3 von der Endposition zurück in die Anfangsposition. Um einen starken Anstieg des Blutdrucks zu verhindern, können Sie zur Sicherheit darauf achten, dass die Teilnehmer nach jeder Wiederholung den Arbeitsmuskel möglichst vollständig entspannen.

Grundregeln für das Muskelaufbautraining für ältere Neueinsteiger nach einer Eingewöhnungsphase

- Training mit 70-80 % der Maximalkraft.
- Zwei Sätze mit jeweils 8-12 Wiederholungen pro Übung.
- Sicher ist sicher: Den Arbeitsmuskel nach jeder Wiederholung vollständig entspannen!
- 4-6 Kraftübungen pro Trainingseinheit.
- Langsame, kontrollierte Durchführung: Die Teilnehmer zählen 1 – 2 – 3 von der Anfangs- in die Endposition und genauso zurück: 1 – 2 – 3.
- Ca. 1 min Pause zwischen den Sätzen.

4.1.1 Das Feintuning: Wie viel sind 70-80 %?

Für den Übungsleiter stellt sich nun die Frage: Woher weiß ich eigentlich, wie viel 70 % der Maximalkraft bei den Teilnehmern sind? Klar ist, ein Maximalkrafttest ist bei älteren Sportneueinsteigern nicht zu empfehlen.

Ganz einfach: Trainingswissenschaftler haben nachgewiesen, dass zwischen der Trainingsintensität und der maximal möglichen Wiederholungszahl ein Zusammenhang besteht. Wenn man eine Übung mit dem individuell höchstmöglichen Gewicht lediglich 1 x schafft (und nicht ein zweites Mal), ist dieses Gewicht die Maximalkraft. Wer eine Übung bis zur Ermüdung 5 x schafft, trainiert mit 90 % seiner Maximalkraft. Mithilfe dieser Methode kann man relativ einfach und mit geringem Aufwand feststellen, mit wie viel Gewicht die einzelnen Teilnehmer bei jeder Übung trainieren müssen, um exakt mit 70-80 % ihrer Maximalkraft zu trainieren.

Die Belastung wird in kleinen Schritten kontinuierlich so lange gesteigert, bis bei 10 Wiederholungen eine deutliche Anstrengung erkennbar wird. Erst dann kann man davon ausgehen, dass in der richtigen Intensität (70-80 % der Maximalkraft) trainiert wird.

Belastungsintensität	Anzahl der Wiederholungen
Maximalkrafttraining	
100 %	1 Wiederholung
95 %	2 Wiederholungen
90 %	5 Wiederholungen
85 %	6 Wiederholungen
Hypertrophietraining	
80 %	8 Wiederholungen
75 %	10 Wiederholungen
70 %	12 Wiederholungen
Kraftausdauertraining	
40 %	20 Wiederholungen
30 %	30 Wiederholungen

4.1.2 Erfolg ist planbar: Individuell dosiert und progressiv gesteigert

Klar ist, nur ein individuell dosiertes Training bringt den gewünschten Erfolg. Doch genauso wichtig ist es, die Belastung im Laufe des Trainingsprozesses fortlaufend dem aktuellen Trainingszustand anzupassen. Besonders bei älteren Menschen, die noch nie oder seit Langem keinen Sport mehr getrieben haben, sind auf Grund des geringen Anfangsniveaus sehr schnell Verbesserungen der Kraftleistungen zu erwarten. Die Gewichtsbelastung muss also anfangs sehr gering sein, damit sehr schwache Teilnehmer nicht überfordert oder Neueinsteiger abgeschreckt werden.

In dieser „Gewöhnungsphase" erlernen die Teilnehmer den Bewegungsablauf der Übungen. Verbesserungen in dieser Phase sind auf eine verbesserte intermuskuläre Koordination zurückzuführen. Dann aber muss ständig in kleinen Schritten gesteigert werden, bis die geforderte Belastungsintensität (70-80 %) erreicht ist. Dies ist in der Turnhalle mit den herkömmlichen Kleingeräten nur schwer möglich. Der Übungsleiter ist aufgefordert, in jeder Übungsstunde zu überprüfen, ob die Teilnehmer noch mit der geforderten Intensität trainieren, da über die Wochen des Trainings auch die Kraft der Teilnehmer steigt und die Gewichte entsprechend den geforderten 70-80 % Belastung immer wieder neu angepasst (gesteigert) werden müssen.

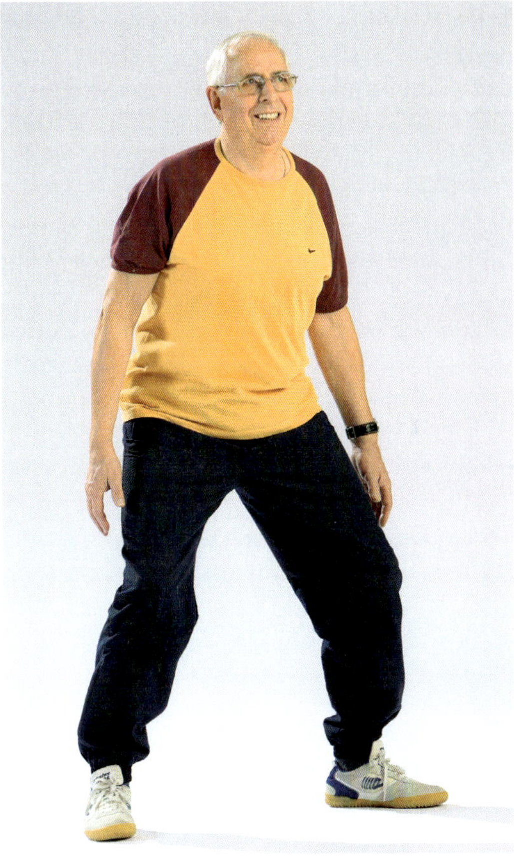

4.2 Die Muskelprioritäten

Mit Hinblick auf die Vermeidung von Stürzen hat das Training der Beinmuskulatur absolute Priorität. Dabei sollten möglichst nicht einzelne Muskelgruppen (z. B. Kniestrecker) trainiert werden, sondern das Bein sollte in der Muskelkette (Funktion) trainiert werden.

Auch wenn ein stabiler Rumpf als Basis für das Training der Extremitäten angestrebt werden muss, ist das Training der Rumpfmuskulatur dem Training der Beine untergeordnet. Trotzdem ist sowohl bei Übungen zur Verbesserung der Beinkraft wie auch der Armkraft auf eine korrekte Rumpfhaltung zu achten, was ein gleichzeitiges Haltungstraining der Rumpfmuskulatur bedingt. Für gebrechliche Ältere ist ein gezieltes Rumpftraining oft gar nicht möglich, da dies am effektivsten in liegender Position durchgeführt wird (siehe unten).

Das Training der Schultergürtel- und Armmuskulatur sollte auf keinen Fall vernachlässigt werden, da gerade ältere Menschen, die Gehhilfen benutzen, diese Muskulatur zur Stabilisierung der Körperhaltung und der Fortbewegung benötigen. Weiterhin haben viele Armfunktionen großen Einfluss auf die Lebensqualität, gerade bei gebrechlichen Älteren. Unter Berücksichtigung der zur Verfügung stehenden Zeit in einer Trainingseinheit hat das Training der Schultergürtel- und Armmuskulatur jedoch einen untergeordneten Charakter.

Muskelprioritäten für das Sturzprophylaxe-Training auf einen Blick

1. Die Beinmuskeln
2. Die Bauch- und Rückenmuskeln (Rumpfmuskeln)
3. Die Arm- und Schultermuskeln

4.3 Inhalte des Krafttrainings

4.3.1 Standsicherheitstraining

Die Förderung der Standsicherheit ist im Rahmen des Sturzprophylaxe-Trainings ein zentrales Thema. Stabiles Stehen ist nur möglich, wenn die Koordination, also das Zusammenspiel von Muskeln und Nervensystem, funktioniert und regelmäßig geübt wird. Wer sicher und stabil stehen kann, fällt auch nicht so schnell hin. Standsicherheit ist wichtig, um sicher Bus oder Zug fahren zu können. Außerdem ist das Einüben des *stabilen Standes* eine Voraussetzung für die Durchführung der Bewegungsübungen, die im Stand durchgeführt werden. Auch für die Sicherheit der Teilnehmer während des Trainings ist es von großer Bedeutung, dass sie während der Übungsdurchführung stabil und sicher stehen können.

a) Der stabile Stand
Die Teilnehmer stellen sich mit geöffneten Beinen, etwas breiter als hüftbreit, hin. Die Fußspitzen zeigen etwas nach außen und befinden sich in der „Wohlfühlaußenrotation". Nun das Gesäß deutlich nach hinten schieben, so, als wollte man sich auf einen Stuhl setzen und dann die Knie ganz leicht beugen. Wichtig ist, dass die Knie hinter den Fußspitzen bleiben.

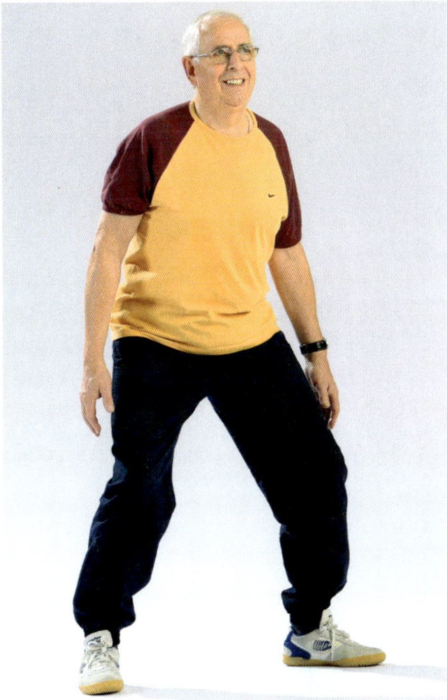

Hinweis:
Bei einer Außenrotation der Füße im Winkel von 12,5° befindet sich der Fuß in der – physiologisch betrachtet – besten Position. Da dies jedoch so exakt nicht einzuhalten und zu kontrollieren ist, reicht die Aufforderung, „so weit nach außen drehen, dass Sie sich dabei wohlfühlen".

Eine Wiederholung muss bis zu 1.000 x ausgeführt werden, damit sie automatisch angesteuert wird. Folglich sollte auch der *stabile Stand* immer wieder mit den Teilnehmern in vielen Variationen geübt werden, um die Bewegung zu automatisieren. In der Anfangsphase wird der *stabile Stand* noch einmal gezeigt und mit den Teilnehmern gemeinsam durchgeführt. Danach werden zusätzliche Anforderungen im *stabilen Stand* geübt, um die Bewegung zu automatisieren.

b) Erarbeiten des stabilen Standes
Alle Teilnehmer bewegen sich zu einer Musik frei durch den Raum, bei Musikstopp bleiben alle Teilnehmer stehen („einfrieren"). Mehrmaliges Wiederholen und langsames Heranführen an die stabilste Beinstellung. Anschließend demonstriert der Übungsleiter den *stabilen Stand* und erläutert die Bedeutung der ungewöhnlichen Position (das Gesäß weit nach hinten schieben). Die Teilnehmer versuchen, die Bewegung mehrmals nachzumachen.

c) Einüben des stabilen Standes

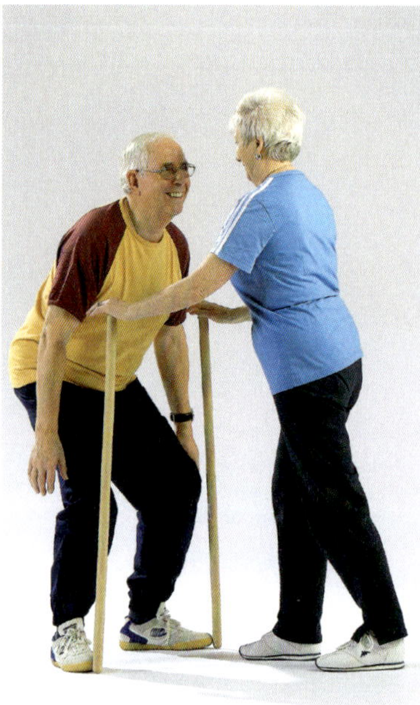

Die Teilnehmer üben den *stabilen Stand* ein, für die Teilnehmer auch *Bärenstand* genannt. Der Übungsleiter gibt korrigierende Hinweise. Hilfreich dabei ist folgende Vorgehensweise: Die Teilnehmer gehen zu zweit zusammen. Ein Partner nimmt den *stabilen Stand* ein, der andere stellt vor eine Fußspitze des Übenden senkrecht einen Stab auf den Boden und hält ihn fest. Nun soll der Übende das Gesäß deutlich nach hinten schieben. Der senkrecht aufgestellte Stab dient dabei als optische Kontrolle und zur Überprüfung, ob das Gesäß wirklich nach hinten abgesenkt wird. Wichtig ist die Einhaltung und das Einüben der richtigen Reihenfolge: Erst soll das Gesäß nach hinten gebracht werden und erst danach werden die Knie gebeugt. Die Knie befinden sich dabei hinter der Stablinie, der Lotlinie und hinter den Fußspitzen.

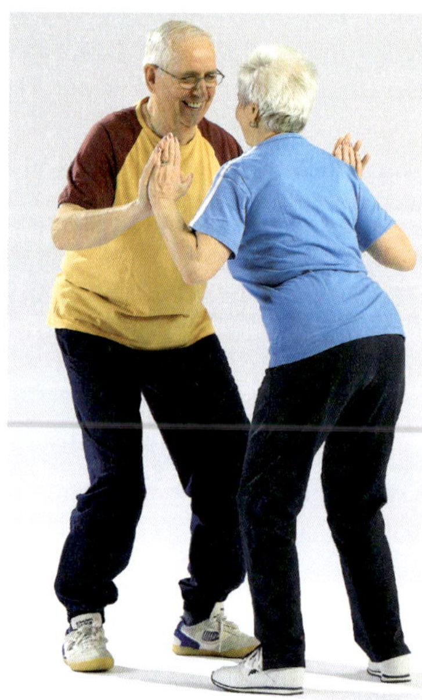

d) Pushing Hands

Diese Übung ist eine Partnerübung. Dazu stehen sich beide Partner gegenüber. Sie begeben sich in den *Bärenstand* und strecken beide die Arme aus. Nun die Handflächen gegen die Handflächen des Partners legen. Die Partner sollen nun ihre Hände gegeneinanderdrücken – erst geht der Druck von Partner A aus, dann von Partner B, immer im Wechsel.

e) Plitsch-Platsch

Auch diese Übung wird mit Partner durchgeführt. Beide gehen in die Ausgangsposition wie oben. Jetzt versuchen Partner A und B, sich durch den schnellen Wechsel von Druck und Entlastung sowie durch ein seitliches Verschieben der Hände gegenseitig aus dem *Bärenstand* zu bringen.

f) Plitsch-Platsch als Wettkampf

Nach einiger Zeit wird die Anforderung erschwert: Wenn ein Partner die Ferse oder den Fuß heben muss, bekommt der Partner, der ihn aus dem Gleichgewicht gebracht hat, einen Punkt. 3 min Spieldauer.

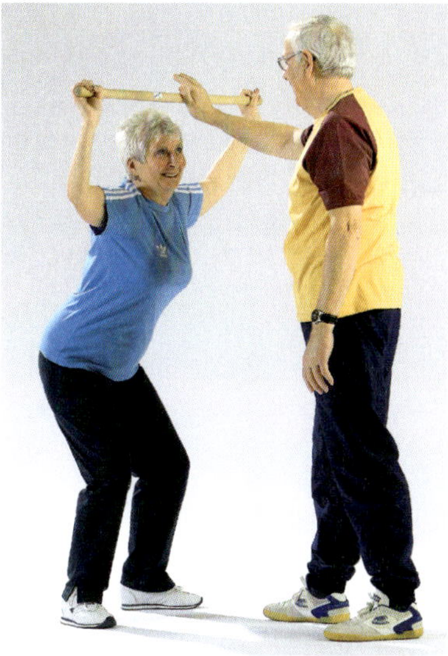

g) Üben des stabilen Standes mit Stab

Zu zweit zusammengehen. Eine Person geht in den *stabilen Stand*, greift den Stab an beiden Händen und hebt ihn über den Kopf. Dabei sind die Ellbogen im 90°-Winkel gebeugt. Der Partner versucht nun, den Übenden aus der Balance zu bringen, indem er von vorn und auch von hinten gegen den Stab drückt. Auch von rechts und von links von der Seite gegen den Stock drücken. Versuchen, den Stab zu drehen.

Effekt: Das stabile Stehen wird geübt. Zusätzlich Ganzkörperstabilisierung, Koordinationstraining, die Rumpfmuskulatur wird gekräftigt und aufgebaut.

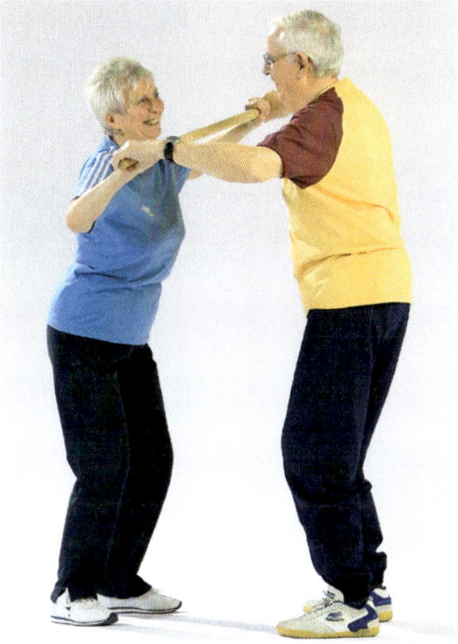

h) Stabiler Stand mit Stab in der Dynamik

Zu zweit voreinander stehen. Den Stab zu zweit greifen und waagerecht vor dem Körper etwa auf Schulterhöhe halten. Beide Partner versuchen, sich gegenseitig durch Drücken gegen den Stab wegzuschieben.

Effekt: Stabiles Stehen und Gehen wird geübt. Ganzkörperstabilisierung, Koordinationstraining, die Rumpfmuskulatur wird gekräftigt und aufgebaut.

i) Stabiler Stand mit Stab in der Dynamik als Wettkampf

Die Partner versuchen, sich gegenseitig, durch schnelles Wegnehmen der Hände vom Stock, durch schnelles Schieben nach vorn oder zur Seite aus der Balance zu bringen.

Effekt: Koordinationstraining, Training der sensomotorischen Fähigkeiten.

j) Automatisieren des stabilen Standes durch Wurf- und Fangtraining

Zu zweit zusammen. Beide stehen sich stabil im *Bärenstand* gegenüber. Kirschkernsäckchen zuwerfen und fangen. Rechts werfen – rechts fangen. Links werfen – links fangen. Rechts werfen – links fangen. Torwarttraining: Einer wirft so, dass der andere nur schlecht fangen kann.

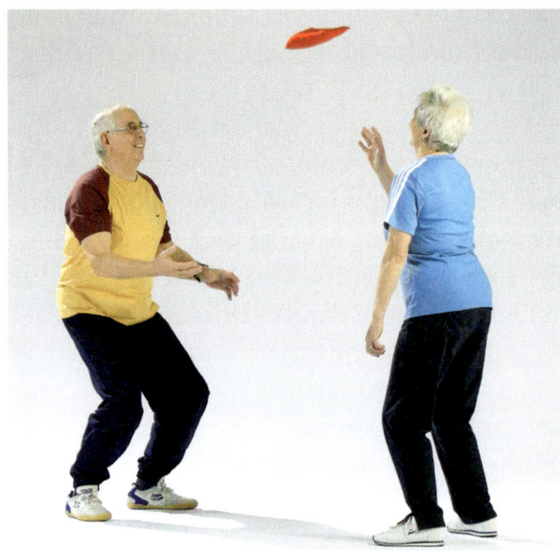

Effekt: Automatisierung des *stabilen Standes*, Reaktionstraining, Koordinationstraining.

k) Automatisieren des stabilen Standes durch herausforderndes Wurf- und Fangtraining

Zu zweit zusammen. Beide stehen sich stabil im *Bärenstand* gegenüber. Zwei Bälle gleichzeitig zuwerfen und wieder fangen (Beispiel: Der rote Ball fliegt oben, der blaue Ball fliegt unten.).

Effekt: Wie oben.

l) Automatisieren des stabilen Standes durch Wurf- und Fangtraining in der Gruppe

Die Gruppe steht in Kreisaufstellung im *Bärenstand*. Den Ball so kreuz und quer zuwerfen, dass jeder Teilnehmer 1 x den Ball hatte. Dann: Den Ballweg wiederfinden.

Effekt: Automatisierung des *stabilen Standes*, Koordinationstraining, Gedächtnistraining.

Die gleiche Aufgabe kann auch mit zwei Bällen gleichzeitig bewältigt werden und ist entsprechend schwieriger. Hinzu kommt, dass man übt, sich schnell neu zu orientieren (Alltagsbezug).

4.3.2 Training mit dem eigenen Körpergewicht

In der Regel werden die folgenden Übungen jeweils 10 x wiederholt. Dann eine kurze Lockerungspause und anschließend wird der zweite Satz mit 10 Wiederholungen durchgeführt.

Der Belastungsumfang bei den Kraftübungen liegt in der Regel bei zwei Serien mit je 10 Wiederholungen (auf jeder Seite).

Bei einzelnen Übungen werden andere Wiederholungszahlen empfohlen. Dort ist dies entsprechend vermerkt.

4.3.2.1 Übungen für die Beinmuskeln

a) Kniebeugen

Diese Übung kräftigt die Muskulatur der Beine, die zum Aufstehen von einem Stuhl oder zum Treppensteigen benötigt werden.

1. Die Teilnehmer stellen sich hinter einen Stuhl und halten sich an der Lehne fest. Sie setzen die Füße weit (über hüftbreit) auseinander. Die Fußspitzen zeigen leicht nach außen.

2. Nun langsam die Knie beugen und das Gesäß nach hinten schieben, so, als wollte man sich hinsetzen. Nicht nach unten, sondern nach hinten unten. Beim Absenken des Gesäßes dürfen die Knie nicht nach vorn geschoben werden.

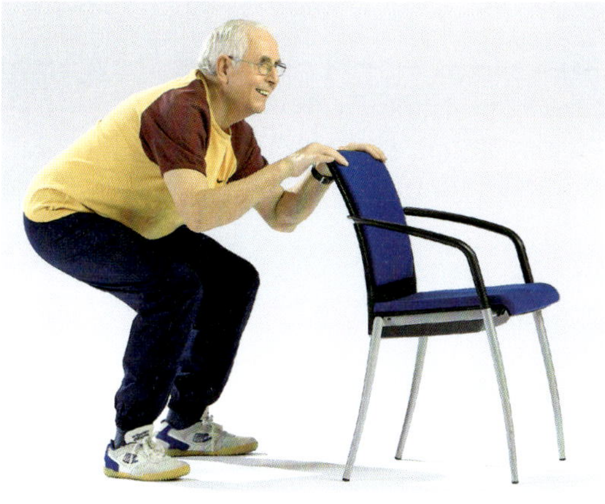

3. Dann langsam wieder hoch in die Ausgangsposition nach oben drücken.
4. Einmal durchatmen und dann die nächste Wiederholung.

Anmerkungen:
Sie können die Übung erschweren, indem die Teilnehmer das Gesäß tiefer und/ oder langsamer absenken und heben.

Variation: Die Kniebeugen können auch in leichter bis weiter Schrittstellung durchgeführt werden. Dann wird das Gesäß gerade nach unten abgesenkt, aber auch hier darf das vordere Knie nicht über die Fußspitze vorgeschoben werden.

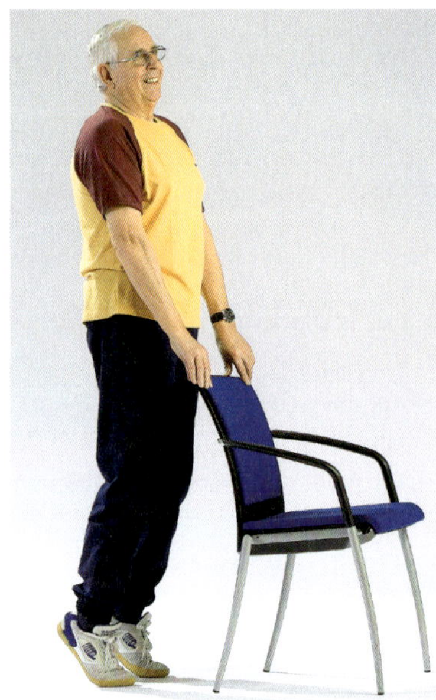

b) Wadenmuskelübung
Diese Übung stabilisiert das Fußgelenk und kräftigt die Wadenmuskulatur.
1. Die Teilnehmer stehen aufrecht und halten sich an einer Stuhllehne fest.
2. Nun so weit wie möglich in den Zehenstand nach oben drücken, ohne dabei die Stuhllehne loszulassen.
3. Dann wieder langsam in die Ausgangsposition zurück (bis die Füße fest auf dem Boden stehen).
4. Falls dies zu einfach ist, versuchen, das Körpergewicht nur auf dem rechten oder linken Bein „hochzustemmen".

Ergänzung:
Man kann sich auch abwechselnd in den Zehenstand hochdrücken und die Fußspitzen heben. Die Wiederholungszahl kann allmählich von 10 Wiederholungen auf bis zu 20 Wiederholungen gesteigert werden.

c) Ausfallschritte
Diese Übung kräftigt die Muskulatur der Beine, die zum Gehen und Laufen oder zum Treppensteigen benötigt wird.
1. Aus der Standposition ein Bein weit nach vorne setzen und in dieser Position 2-3 s stabil stehen bleiben.

2. Dann das hintere Bein im nächsten Schritt wieder weit nach vorne setzen und in dieser Position wieder 2-3 s stabil stehen.
3. So vorwärts gehen, bis jedes Bein mehrere Schritte gesetzt hat.

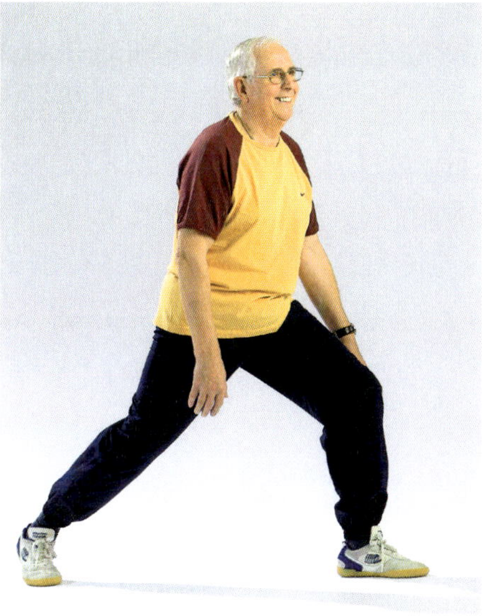

Anmerkung:
Die Anzahl der Schritte pro Bein langsam von Trainingseinheit zu Trainingseinheit von fünf bis auf 10 Schritte steigern.

Die Intensität der Übung kann über die Schrittweite und über zusätzliches Nachfedern reguliert werden.

Durchführung: Zwei Serien mit jeweils bis zu 20 Schritten (10 links/10 rechts).

d) Ausfallschritte zur Seite
Diese Übung kräftigt die Muskulatur der Beine, die zum Gehen und Laufen oder zum Treppensteigen benötigt wird.

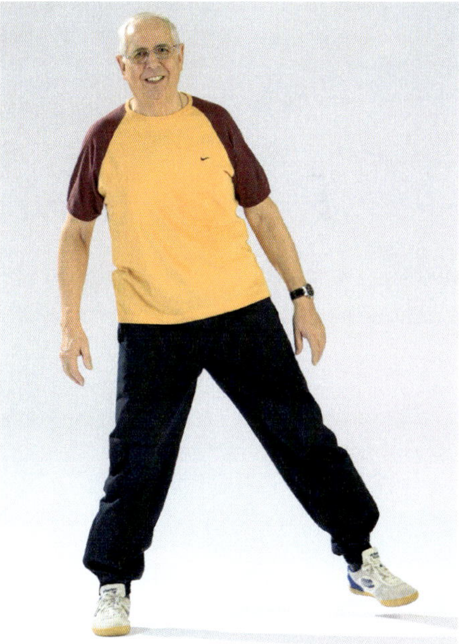

1. Aus der Standposition das rechte Bein weit zur Seite setzen und in dieser Position 2-3 s stabil stehen bleiben.
2. Anschließend das rechte Bein in einem oder in mehreren Schritten zurücksetzen und dann mit dem linken Bein einen weiten Schritt zur Seite setzen und in dieser Position 2-3 s stabil stehen bleiben.
3. So abwechselnd einen Schritt nach rechts und einen Schritt nach links setzen, bis jedes Bein mehrere Ausfallschritte zur Seite gesetzt hat.

Anmerkung:
Auch bei dieser Übung sollte die Anzahl der Schritte pro Bein langsam von Trainingseinheit zu Trainingseinheit von fünf bis auf 10 Schritte gesteigert werden.

Die Intensität der Übung kann über die Schrittweite zur Seite und über das zusätzliche In-die-Knie-gehen reguliert werden.

Durchführung: Zwei Serien mit jeweils bis zu 20 Schritten (10 links/10 rechts).

4.3.2.2 Übungen für die Rumpf-, Arm- und Schultermuskeln

a) Crunches

Diese Übung kräftigt die gerade und schräge Bauchmuskulatur, die den Rumpf vorne und seitlich stabilisiert.

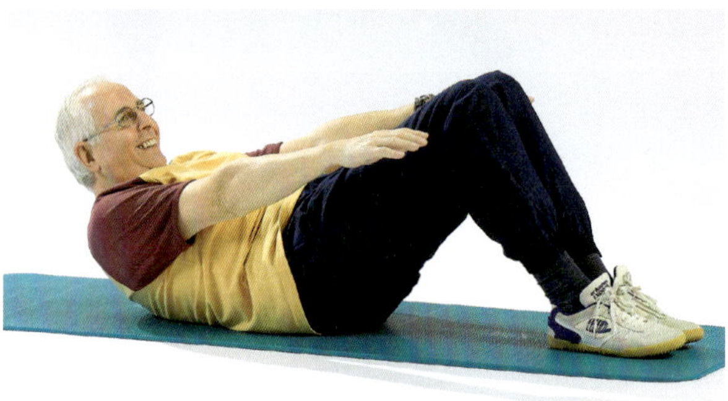

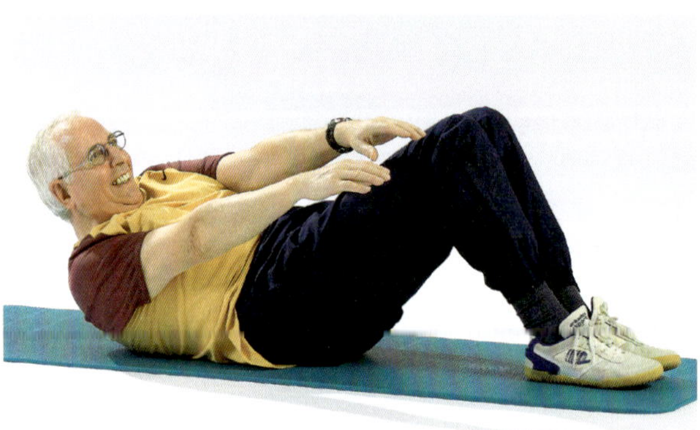

1. Der Teilnehmer liegt auf dem Rücken und hat die Beine angestellt. Die Arme liegen seitlich neben dem Körper.
2. Nun langsam Kopf, Schultern und Arme vom Boden abheben und sie in Richtung der Knie führen.
3. Dann Kopf, Schultern und Arme wieder langsam auf dem Boden ablegen.
4. 5-10 Wiederholungen.

Anmerkung:

Die Intensität der Übung kann über die Wiederholungszahl und das Bewegungsausmaß eingestellt werden.

Variation: Kopf, Schultern und Arme schräg in Richtung linkes Knie führen und bei der nächsten Wiederholung schräg in Richtung rechtes Knie.

b) Rückenstreckerübung

Diese Übung kräftigt die Streckmuskulatur des Rückens. Dadurch wird die Wirbelsäule stabilisiert.

1. Der Teilnehmer liegt auf dem Bauch. Die Arme liegen in Schulter und Ellbogen rechtwinklig gebeugt neben dem Kopf.
2. Nun langsam Kopf, Schultern und Arme vom Boden abheben.
3. Genauso langsam wieder ablegen.
4. 5-10 Wiederholungen.

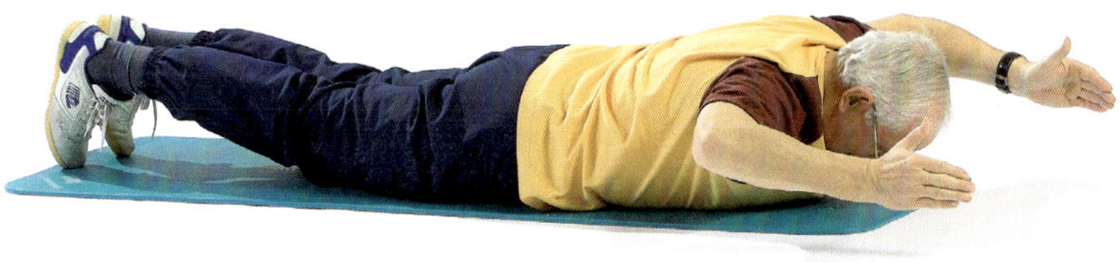

Anmerkung:

Die Intensität der Übung kann über die Wiederholungszahl und das Bewegungsausmaß eingestellt werden.

Falls bei dieser Übung Schmerzen auftreten, dürfen Sie nur bis kurz vor dem Schmerz anheben.

Variation: Heben Sie abwechselnd den linken oder den rechten Arm vom Boden ab.

c) Liegestütze

Die folgenden Übungen sind als methodische Reihe zu sehen. Dabei entspricht erst die letzte Variante dem klassischen Liegestütz. Durch Liegestütze wird zum einen die Schultergürtel- und Armmuskulatur gekräftigt. Weiterhin kräftigt die gestreckte Anspannung den Rumpf.

d) Liegestütze im Stand

1. Der Teilnehmer steht in Armlänge aufrecht vor einer Wand. Die Handflächen berühren die Wand in Schulterhöhe, mit den Fingern nach oben zeigend.

2. Nun den gestreckt angespannten Körper durch Beugen in den Ellbogen mit dem Gesicht bis dicht an die Wand bringen.
3. Danach den gestreckt angespannten Körper wieder in die Ausgangsposition zurückschieben.

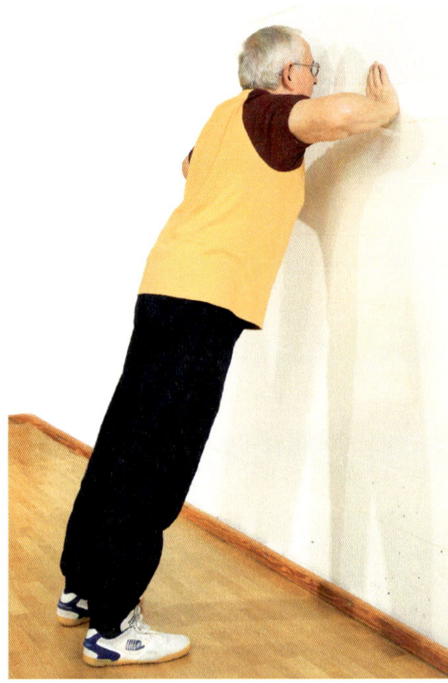

Anmerkung:
Der Schwierigkeitsgrad kann durch Vergrößerung des Abstandes zur Wand und zwischen den Händen erhöht werden.

e) Liegestütze auf den Knien

1. Der Teilnehmer setzen beide Hände und die Knie auf dem Boden ab. Die Handflächen werden dicht neben den Schultern aufgestützt. Oberkörper, Gesäß und Oberschenkel bilden eine Linie.
2. Nun die Ellbogen langsam beugen und den gespannten Körper in Richtung zum Boden absenken, bis kurz vor dem Boden. Nicht ganz ablegen.

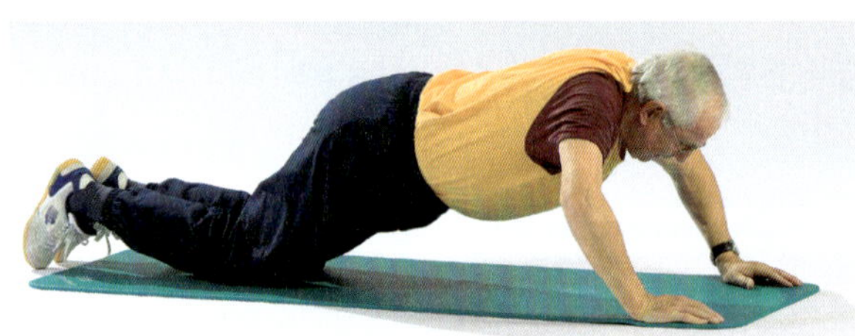

3. Dann langsam wieder nach oben kommen bis in die Ausgangsposition.

Anmerkung:
Die Übung kann über eine Vergrößerung des Abstandes zwischen den Händen intensiver gestaltet werden.

f) Liegestütze (klassisch)

1. Der Teilnehmer liegt in Bauchlage auf dem Boden. Die Handflächen werden dicht neben den Schultern aufgestützt.

2. Nun mit den Händen gegen den Boden drücken, sodass der bis zu den Fußspitzen gestreckt angespannte Körper bis zur Armstreckung abgehoben wird. Dabei stützt der Körper auf den Händen und auf den Fußspitzen.
3. Dann den Körper langsam wieder in Richtung zum Boden absenken, möglichst ohne ihn ganz abzulegen. Und wieder nach oben drücken.

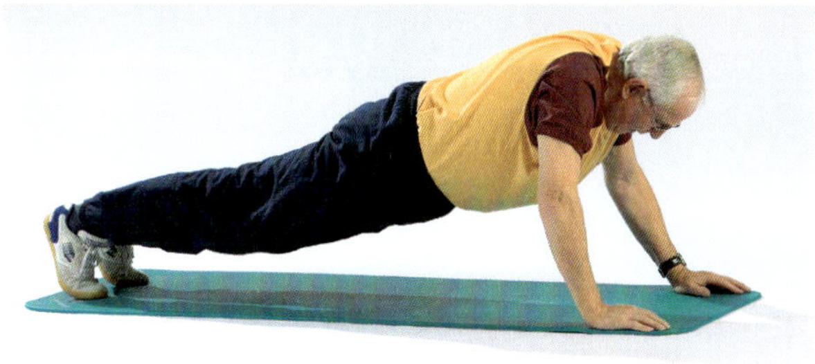

Anmerkung:
Die Übung kann über eine Vergrößerung des Abstandes zwischen den Händen intensiver gestaltet werden. **Achtung:** Bei dieser Übung muss der Übungsleiter ganz besonders darauf achten, dass die Teilnehmer nicht mit Pressatmung trainieren.

g) Dips
Diese Übung kräftigt die hintere Oberarmmuskulatur, die den Arm im Ellbogen streckt. Für diese Übung wird ein Stuhl mit Armlehnen benötigt.

1. Die Teilnehmer setzen sich aufrecht auf die vordere Hälfte eines Stuhls mit Armlehnen. Die Armlehnen so anfassen, dass sich die Hände direkt neben dem Rumpf befinden.
2. Die Füße etwas weiter nach vorne stellen.
3. Nun wird das Körpergewicht nach oben gestemmt. Dabei wird vor allem die Kraft der Arme und viel weniger die Kraft der Beine eingesetzt. Versuchen, die Arme im Ellbogen so weit wie möglich zu strecken.
4. Dann den Körper langsam wieder zurück zum Stuhl sinken lassen und versuchen, die Bewegung mit den Armen abzubremsen.
5. Einmal durchatmen und dann die nächste Wiederholung.

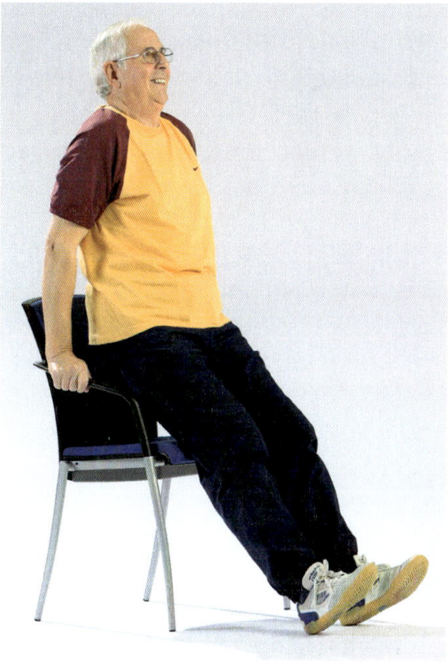

Anmerkung:
Die Übung wird schwerer, wenn die Füße weiter weggestellt werden.

Falls möglich, kann beim Hochstemmen und Absenken des Körpers sogar ein Fuß vom Boden angehoben werden.

4.3.3 Krafttraining mit Gewichtsmanschetten

4.3.3.1 Vorteile individuell dosierbarer Gewichtsmanschetten

Klar ist, nur ein individuell dosiertes Krafttraining bringt den gewünschten Erfolg. Doch genauso wichtig ist es, die Belastung im Laufe des Trainingsprozesses fortlaufend dem aktuellen Trainingszustand anzupassen. Besonders bei älteren Menschen, die noch nie oder seit Langem keinen Sport mehr getrieben haben, sind auf Grund des geringen Anfangsniveaus sehr schnell Verbesserungen der Kraftleistungen zu erwarten. Die Gewichtsbelastung muss also anfangs sehr gering sein, dann aber ständig in kleinen Schritten gesteigert werden. Dies ist in der Turnhalle mit den herkömmlichen Kleingeräten schwer möglich.

Gewichtsmanschetten

Kleinschrittig dosierbare Gewichtsmanschetten sind für die Durchführung solcher Trainingsprogramme optimal. Das Besondere daran: Die Manschetten sind mit kleinen Einzelgewichten gefüllt, die zum Beispiel jeweils 100 g oder 250 g wiegen. Je nach Trainingszustand kann also in sehr kleinen Schritten das Gewicht erhöht werden. Wenn die Teilnehmer sich an einem Trainingstag nicht ganz so fit fühlen, kann das Gewicht genauso auch wieder reduziert werden. Die Spezialmanschetten ermöglichen somit durch diese feinen Gewichtsabstufungen ein individuell dosiertes Krafttraining, das ständig und fortlaufend an steigende Trainingsleistungen angepasst werden kann.

Die Beinmanschetten werden direkt oberhalb des Sprunggelenks am Unterschenkel fest angebracht. Die Handmanschetten werden in der Hand gehalten. Dadurch wird das Handgelenk stabilisiert.

4.3.3.2 Das Basisprogramm zur Verhütung von Stürzen

Die folgenden fünf Übungen stellen eine Möglichkeit dar, mit älteren Menschen ein Hypertrophietraining in der Gruppe durchzuführen. Es handelt sich hierbei um das Basisprogramm des Krafttrainings mit Gewichtsmanschetten, das die für die Verhütung von Stürzen wichtigsten Muskeln trainiert. Die Beinübungen werden mit Gewichtsmanschetten durchgeführt, die Arm- und Schulterübungen mit Gewichtsmanschetten oder mit Hanteln. Der Übungsleiter ist aufgefordert, in jeder Trainingseinheit das Gewicht der Manschetten bzw. Hanteln so einzustellen, dass die Übung vom Trainierenden als schwierig empfunden wird. Dies ist in der ersten Einheit sicherlich schwierig umzusetzen. Daher wird empfohlen, diese Trainingsform über mehrere Wochen kontinuierlich als Krafttrainingselement anzubieten.

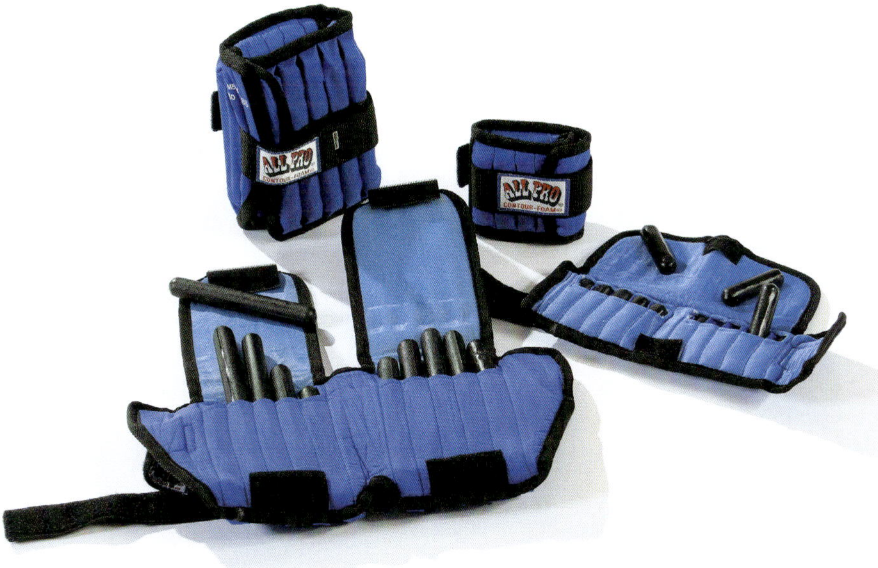

Dieses Programm ist für sehr alte Menschen in Altenpflegeeinrichtungen entwickelt worden, die nicht mehr sicher auf den Beinen stehen können. Deshalb sitzen bzw. stehen die Trainierenden zusammen mit dem Übungsleiter im Kreis.

Dadurch können auch sehr schwache und kognitiv eingeschränkte Ältere durch das Prinzip der Imitation die Übungen umsetzen. Für jeden Teilnehmer und für den Trainer wird ein Stuhl zum Sitzen (Übungen für die Arme) und zum Festhalten (Übungen für die Beine) benötigt. Wenn das Programm mit gebrechlichen Älteren durchgeführt wird, sollte vor dem Sitzstuhlkreis ein zweiter innerer Stuhlkreis zum Festhalten aufgestellt werden. Das Übungsprogramm wird auch gut von mobilen Senioren angenommen.

Rüstigere Vereinsmitglieder können vom Stuhl aufstehen und um den Stuhl herumgehen, um sich an der Rückenlehne festzuhalten. Falls Teilnehmer keine Festhaltemöglichkeit brauchen, können die Übungen selbstverständlich auch ohne Hilfe durchgeführt werden. Dann wird zusätzlich das Gleichgewichtssystem trainiert. Die Übungen im Sitzen können auch von rüstigen Senioren im *stabilen Stand* ausgeführt werden. Es hat sich als sinnvoll erwiesen, abwechselnd eine Übung für die Beinmuskulatur und eine Übung für die Armmuskulatur zu trainieren, damit die Pausen für die Muskeln optimal gestaltet werden. Der Trainer muss darauf achten, dass die Teilnehmer nicht mit Pressatmung atmen. Lautes Mitzählen der Wiederholungen durch die Teilnehmer verhindert dies.

Belastungsumfang für das Training mit freien Gewichten
zwei Serien mit jeweils 10 Wiederholungen
(bei den Arm- und Beinübungen 10 Wiederholungen/Seite:

- Armübungen bis 10 zählen – Übung mit beiden Armen gleichzeitig.
- Beinübungen bis 20 zählen – pro Bein 10 Wiederholungen abwechselnd rechts/links)

a) Hüftbeuger

Diese Übung kräftigt die Muskulatur, mit der das Bein Richtung Brust angezogen wird.

1. Die Teilnehmer stellen sich neben einen Stuhl und halten sich an der Stuhllehne fest. Die Gewichtsmanschetten sind oberhalb der Fußgelenke befestigt.
2. Ohne in der Hüfte (Taille) abzuknicken oder den Stuhl loszulassen, versuchen sie, ein Knie so weit wie möglich in Richtung Brust zu bewegen. (Falls die Teilnehmer ein künstliches Hüftgelenk haben, dürfen sie den Oberschenkel maximal bis zur Waagerechten heben!)
3. Das Bein langsam wieder absetzen und die Übung abwechselnd mit beiden Beinen wiederholen.
4. Beim Heben des Beins die Fußspitze nach oben ziehen.

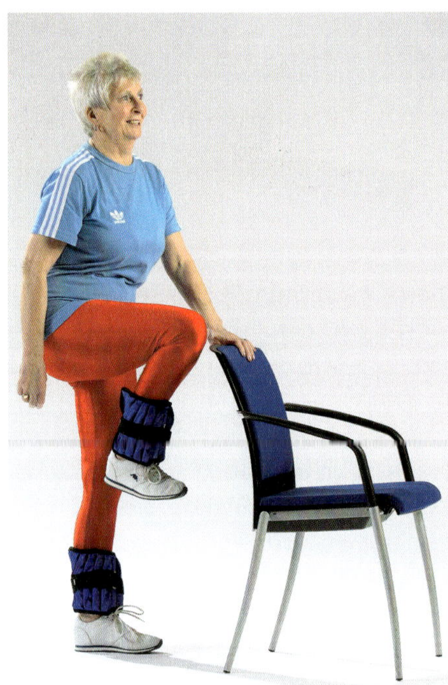

Durchführung: Bis 20 zählen
(10 Wiederholungen pro Bein)!

b) Hüftstrecker

Diese Übung kräftigt die Gesäß- und untere Rückenmuskulatur sowie die Oberschenkelrückseite.

1. Sich hinter einen Stuhl stellen und sich an der Stuhllehne festhalten. Die Gewichtsmanschetten sind oberhalb der Fußgelenke befestigt. Einen kleinen Schritt zurückgehen und den Oberkörper nach vorn beugen, etwa um 45° nach vorne.
2. Ein Bein so hoch wie möglich nach hinten ausstrecken, ohne dabei das Knie anzubeugen oder den Oberkörper zu bewegen (kein Hohlkreuz). Die Fußspitze ist dabei angezogen.
3. Die Fußspitze am höchsten Punkt 1 x wegstrecken und dann wieder anziehen.
4. Danach das Bein wieder in die Ausgangsposition zurückbringen und die Übung mit dem anderen Bein wiederholen.

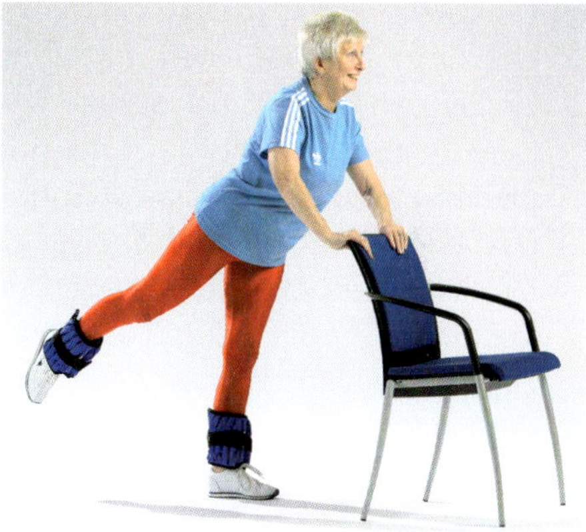

c) Schulterpresse

Diese Übung kräftigt die Schulter- und hintere Oberarmmuskulatur, die für die Überkopfarbeit wichtig ist.

1. Siech aufrecht auf einen Stuhl setzen und die Hände mit den Manschetten auf den Oberschenkeln ablegen.
2. Nun die Manschetten langsam dicht am Körper, an den Schultern vorbei über den Kopf strecken, bis die Ellbogen gestreckt sind und sich die Manschetten direkt über dem Kopf leicht berühren.
3. Danach die Manschetten wieder auf dem gleichen Wege absenken.
4. Einmal durchatmen und dann die nächste Wiederholung.

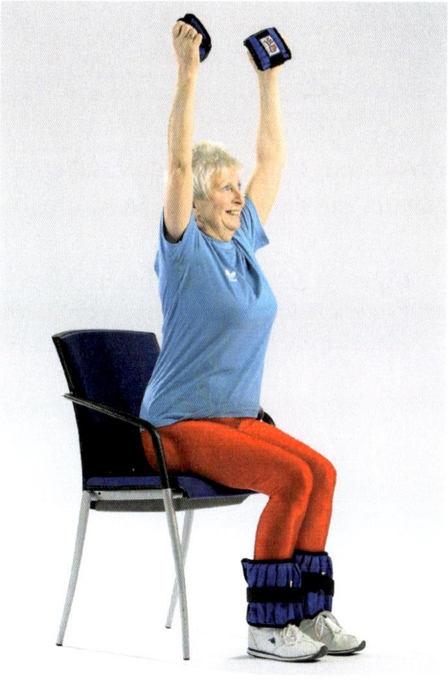

d) Hüftseitheber

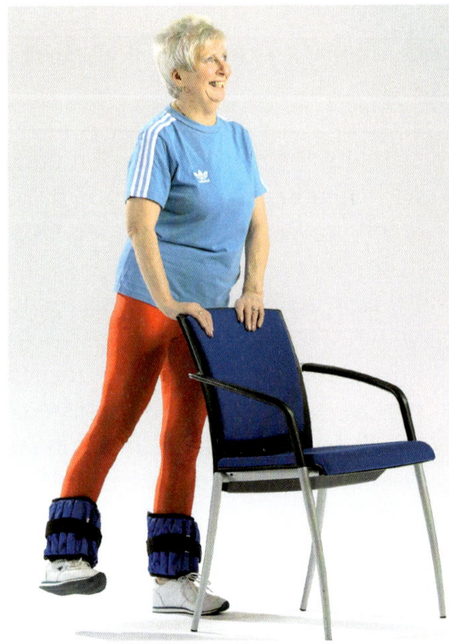

Diese Übung kräftigt die seitliche Hüft- und Oberschenkelmuskulatur, welche zum Abspreizen der Beine dient und im Einbeinstand und beim Gehen die Hüfte stabilisiert.

1. Sich aufrecht hinter einen Stuhl stellen und an der Stuhllehne festhalten. Die Gewichtsmanschetten sind oberhalb der Fußgelenke befestigt.
2. Ein Bein ein kurzes Stück gestreckt zur Seite bewegen, ohne das Knie oder die Taille anzubeugen. Darauf achten, dass die Zehen während der gesamten Bewegung nach vorne zeigen.
3. Das Bein in die Ausgangsposition zurückbewegen und die Übung mit dem anderen Bein wiederholen.

Anmerkung:
Das Bein seitlich nicht zu weit anheben! Das Standbein soll aktiv in den Boden gestemmt werden.

e) Seitliche Schulterheber

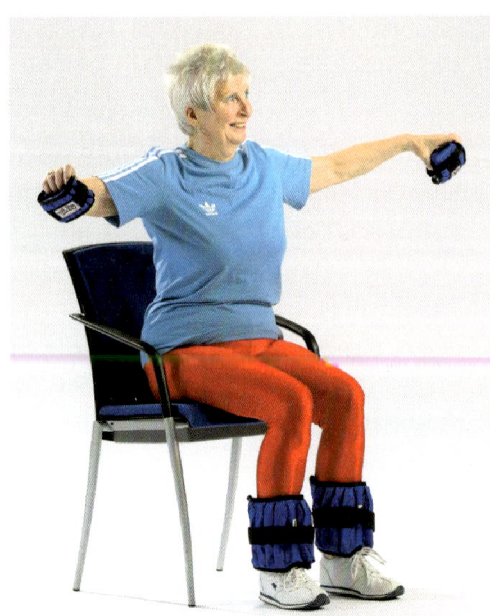

Diese Übung kräftigt die Schultermuskulatur, die die Arme zur Seite anhebt.

1. Sich aufrecht auf einen Stuhl setzen, die Arme hängen locker an der Körperseite. Dabei die Manschetten so halten, dass die Handflächen zum Körper zeigen.
2. Langsam mit leicht gebeugten Ellbogen die Arme anheben, bis die Arme auf Schulterhöhe bzw. parallel zum Boden sind.
3. Falls die ganze Bewegung in einer oder beiden Schultern auf Grund von Schmerzen oder Steifigkeit nicht möglich ist, die Arme nur so weit anheben, dass keine Beschwerden auftreten.

4. Langsam die Arme wieder in die Ausgangsposition absenken.
5. Einmal durchatmen und dann die nächste Wiederholung.

Ergänzung:
Wenn die Schultergelenke es zulassen, können die Gewichte auch bis über den Kopf nach oben geführt werden, bis die Manschetten sich berühren.

Trainingsdokumentation

Der Trainer sollte die Gewichtsbelastung der einzelnen Teilnehmer im Verlauf der Trainingseinheiten dokumentieren. Dies verhindert ein zeitaufwendiges Ausprobieren der Gewichte zum Stundenbeginn.

Beispiel: Name: Alfred E. Neumann			
Datum	10.3.07	17.3.07	24.3.07
Manschette	2,5 kg	3 kg	3 kg
Hantel	1,5 kg	1,8 kg	2 kg

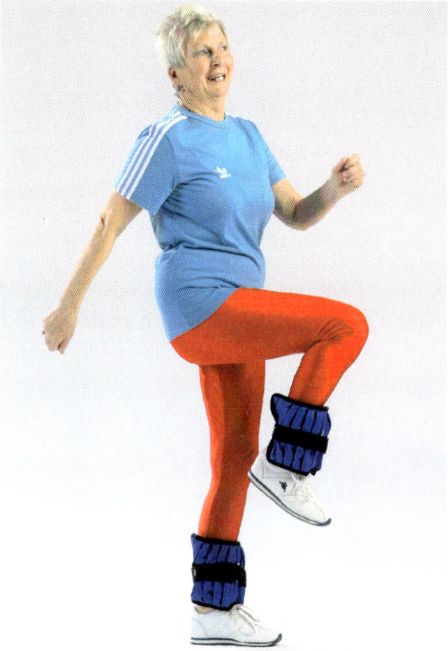

4.3.3.3 Weitere Übungen

Diese folgenden Kraftübungen mit Gewichtsmanschetten sind für Teilnehmer geeignet, die sicher stehen und sich gut bewegen können. Sie werden im Stand, ohne sich dabei festzuhalten, durchgeführt oder in verschiedenen Positionen auf der Matte. Für die Beinübungen werden die Gewichte oberhalb der Fußgelenke um die Unterschenkel fixiert.

a) Gehen am Platz
Nun auf der Stelle marschieren und dabei die Knie möglichst hoch nach oben anheben. Dabei auch die Arme aktiv einsetzen.

b) Abduktorübung in Seitlage

Die Teilnehmer legen sich auf der Matte auf die linke Körperseite. Dabei sind die Knie leicht gebeugt und der Kopf ruht entspannt auf dem Oberarm. Langsam das rechte obere Bein mit dem Zusatzgewicht anheben – und genauso langsam wieder absenken. Die Übung wird auch auf der rechten Seite liegend mit dem linken Bein durchgeführt. (Durch Halten kann Pressatmung entstehen!)

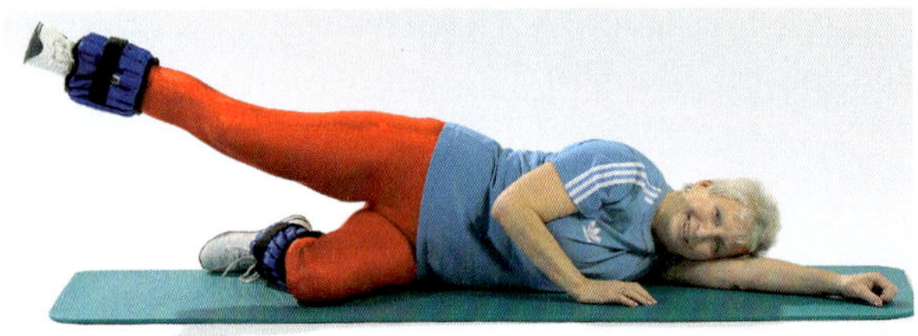

c) Adduktorübung in Seitlage

Die Teilnehmer liegen auf der Matte auf der linken Körperseite. Der Kopf liegt entspannt auf dem linken Oberarm, den rechten Fuß auf dem Boden aufsetzen. Das linke Bein ist im Knie ein wenig gebeugt. Nun das linke Bein langsam mit Zusatzgewicht anheben – dabei bis 3 zählen – und genauso langsam wieder absenken.

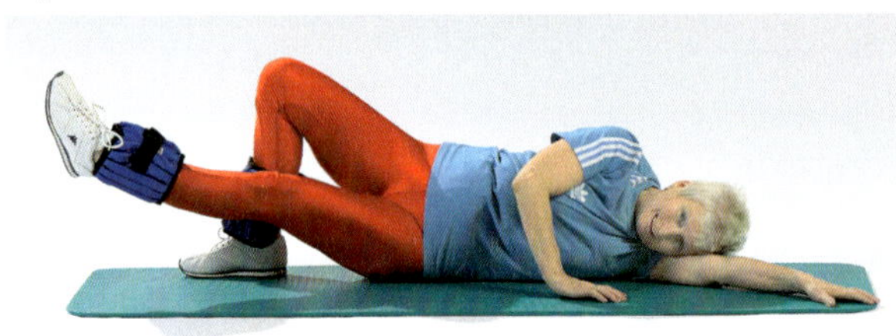

Die Übung wird auch auf der rechten Körperseite liegend mit dem rechten Bein durchgeführt.

d) Die Katze

Für diese Übung tragen die Teilnehmer sowohl beide Fußgelenkmanschetten als auch beide Armmanschetten. Die Teilnehmer gehen in den Vierfüßlerstand auf die Matte. Dazu beide Knie und die Hände aufsetzen. Nun den Bauchnabel nach innen und oben einziehen – und den rechten Arm und gleichzeitig das linke Bein nach oben bis auf Höhe des Rückens anheben und ausstrecken. Dabei bleibt der Nacken ganz lang, das Kinn nach vorn zum Hals bewegen. Kurz halten und dann Arm und Bein wieder

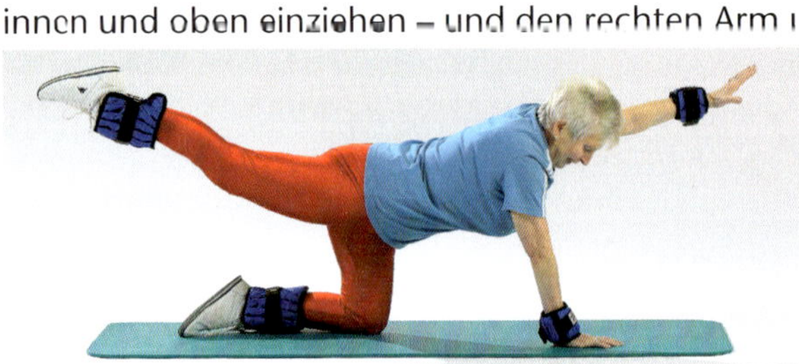

zurückführen und auf dem Boden abstellen. Dann andersherum: Den linken Arm und das rechte Bein anheben und lang ausstrecken. Darauf achten, dass die Teilnehmer fließend weiteratmen und die Luft nicht anhalten.

4.3.4 Krafttraining mit elastischen Übungsbändern

Elastische Übungsbänder sind in vielen Vereinen vorhanden. Kraftübungen mit elastischen Bändern können im Sinne eines Sturzprophylaxe-Trainings wirksam sein. Beim Training mit elastischen Bändern gelten für das Muskelaufbautraining die gleichen methodischen Prinzipien wie beim Training mit freien Gewichten: Es werden zwei Serien mit 10 Wiederholungen durchgeführt. Dabei sollten sich die Teilnehmer am Ende der Serie deutlich angestrengt fühlen. Der Übungsleiter achtet darauf, dass die Muskeln sich nach jeder Serie kurz entspannen können. Dies kann zum Beispiel dadurch gewährleistet werden, dass im Wechsel eine Serie mit dem rechten Bein, dann eine Serie mit dem linken Bein, dann wieder rechts und zum Schluss wieder links trainiert wird.

4.3.4.1 Grifftechnik

Das elastische Übungsband ist geeignet, um mit älteren Menschen Widerstandstraining durchzuführen. Die Übungsleiter sollten die Wirkweise des Bandes kurz erläutern: „Sicherlich haben Sie ein solches Band schon einmal gesehen. Es ist ein elastisches Band, das man auseinanderziehen kann. Die Muskeln müssen gegen den Widerstand des Bandes arbeiten und werden dadurch effektiv gekräftigt. Solche Bänder sind in jedem guten Sportfachgeschäft, aber auch in Sanitätshäusern erhältlich. Das elastische Band ist in verschiedenen Stärken erhältlich. Jede Farbe kennzeichnet eine Stärke. Von leicht, über mittelstark bis superstark."

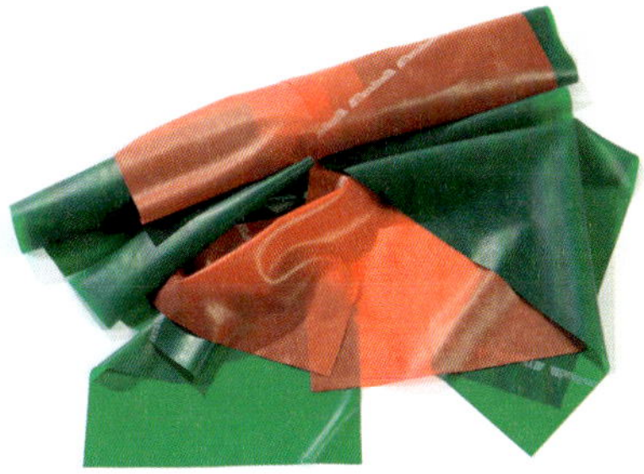

Hinweis für den Kursleiter

Die Übungsbänder sollten in mindestens zwei, besser in drei verschiedenen Stärken vorhanden sein (z. B. leicht, mittel, etwas schwerer).

- Leicht für Teilnehmer mit Einschränkungen oder für besonders muskelschwache Teilnehmer.

- Mittel für den durchschnittlichen Teilnehmer.
- Etwas schwerer für geübte Teilnehmer, die Vorerfahrung beim Muskeltraining haben.

Dies sollten Sie beachten, wenn Sie mit den Kursteilnehmern mit dem Band arbeiten:

1. Die Teilnehmer sollten beim Greifen des Bandes ihr Handgelenk nicht unnatürlich abknicken. Das schadet dem Handgelenk. Anweisung: „Halten Sie das Handgelenk gerade in Verlängerung des Unterarms." Zeigen Sie den Teilnehmern, wie ein fixiertes Handgelenk in physiologischer Position gehalten wird und zeigen Sie den Teilnehmern, wie sie ihre Handgelenke nicht halten sollten.

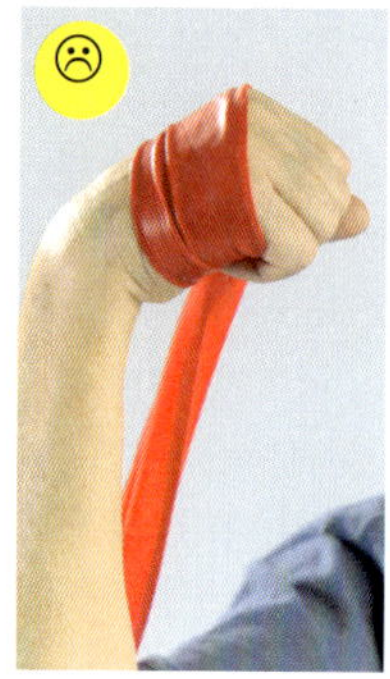

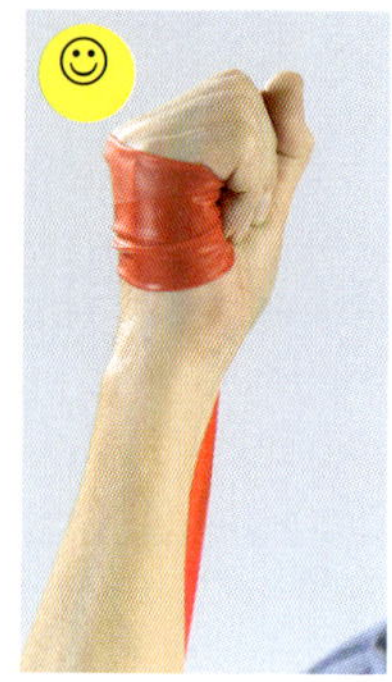

2. Erklären Sie den Teilnehmern das Prinzip des Widerstandstrainings: „Beim Training mit dem Band kräftigen Sie die Muskeln, wenn Sie das Band auseinanderziehen. Die Muskeln werden aber auch in der Phase gestärkt, in der Sie das Band wieder lösen. Deshalb ist es wichtig, dass Sie es nach dem Auseinanderziehen nicht schnell und ruckartig loslassen, sondern ganz langsam wieder zurückführen."
3. Achten Sie darauf, dass die Teilnehmer während des Übens fließend ein- und auch wieder ausatmen. Sie sollten die Luft nicht anhalten.
4. Achten Sie darauf, dass die Teilnehmer die Schultern möglichst locker halten. Die Schultern und Schulterblätter bleiben entspannt unten und ziehen nicht nach oben zu den Ohren. Erläutern Sie den Teilnehmern, dass dies wichtig ist, um eine Verspannung der Nackenmuskeln zu verhindern.
5. Das Band wird sehr langsam auseinandergezogen – und dann genauso langsam wieder in die Ausgangsposition zurückbewegt. Am besten ist es, jeweils bis 3 zu zählen. Also: 1, 2, 3 – beim Auseinanderziehen. Und dann 1, 2, 3 – beim Lösen.

4.3.4.2 Übungen für die Beinmuskeln

Vorsicht bei diesen Übungen mit hochaltrigen Teilnehmern! Es sollte unbedingt darauf geachtet werden, dass das elastische Übungsband im Sitzen um die Füße gelegt wird. Wenn die Teilnehmer jetzt aufstehen, ist besondere Vorsicht beim Gehen hinter den Stuhl geboten. Da dabei das Risiko zu stürzen, hoch ist, muss der Übungsleiter in dieser Situation sehr achtsam sein. Sturzgefährdete Personen müssen eventuell persönlich hinter den Stuhl geführt werden.

a) Vom Sitzen zum Stehen

Diese komplexe Übung trainiert nicht nur die Beinmuskeln, sondern darüber hinaus den ganzen Körper.

1. Aufrecht sitzen. Das Band liegt mittig unter den Füßen auf dem Boden. Mit beiden Händen die Enden des überkreuzten Bandes greifen und um die Hände wickeln. Die Handflächen zeigen nach oben.
2. Nun langsam aus dem Sitzen nach oben kommen und dabei gleichzeitig beide Arme gegen die Bandspannung nach oben ausstrecken. Die Handflächen zeigen im Stand nach vorn. Genauso langsam wieder hinsetzen und die Arme wieder in die Ausgangsposition zurückführen.

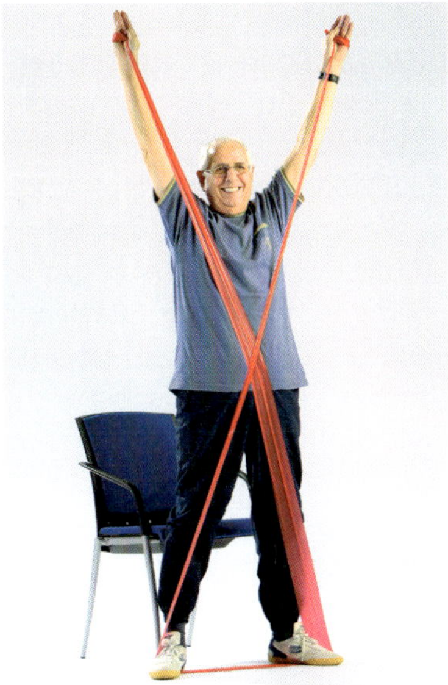

Die folgenden Übungen werden im Stand durchgeführt. Je nach Leistungsfähigkeit und Sicherheitsbedürfnis können sich die Teilnehmer dazu an einer Wand oder an der Rückenlehne eines Stuhls festhalten. Die Teilnehmer, die die Übungen auch ohne Festhalten schaffen können, sollten dies auch versuchen. Dabei wird gleichzeitig das Gleichgewichtssystem stark herausgefordert.

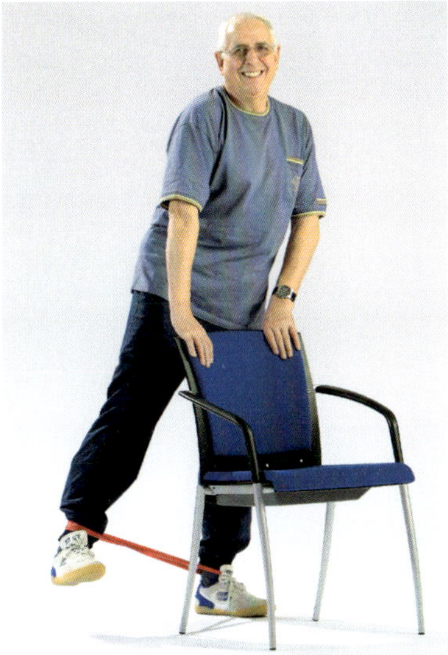

b) Seitheben

Jetzt wird das Band zusammengeknotet. Im Stand (je nach Leistungsfähigkeit der Teilnehmer mit Festhalten) das Band über Kreuz etwas oberhalb der Fußgelenke umlegen. Beide Knie sind ein wenig gebeugt. Nun ganz langsam und ohne Schwung das rechte Bein zur Seite anheben und genauso langsam wieder zurückführen. Der Übungsleiter sollte darauf achten, dass die Teilnehmer dabei die Fußspitze nicht nach außen drehen, die Fußspitze bleibt vorn.

Am besten wird diese Übung im Wechsel, 1 x mit dem rechten Bein, dann mit dem linken Bein durchgeführt. Jedes Bein 10 x, also insgesamt 20 Wiederholungen.

c) Knie heben – Bein strecken

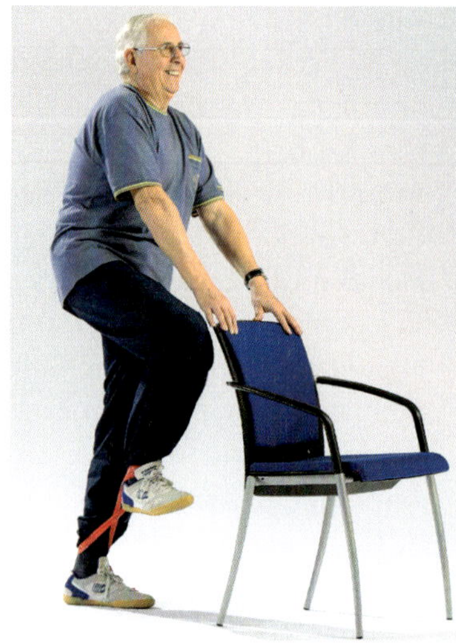

Diese Übung ist ohne Festhalten an einer Wand oder einer Stuhllehne sehr schwierig. Deshalb halten sich die Teilnehmer sicherheitshalber an einer Wand oder einer Stuhllehne fest. Das Band ist wieder über Kreuz oberhalb der Fußgelenke um die Füße gelegt. Nun das rechte Knie nach oben in Richtung zur Stuhllehne anheben und dann das Bein langsam lang nach hinten ausstrecken und etwas anheben. Dabei wird das Band noch etwas weiter auseinandergezogen. Dann wird das rechte Bein langsam wieder gesenkt. Und das Knie wieder nach oben führen. Immer im Wechsel: Knie heben – Bein strecken.

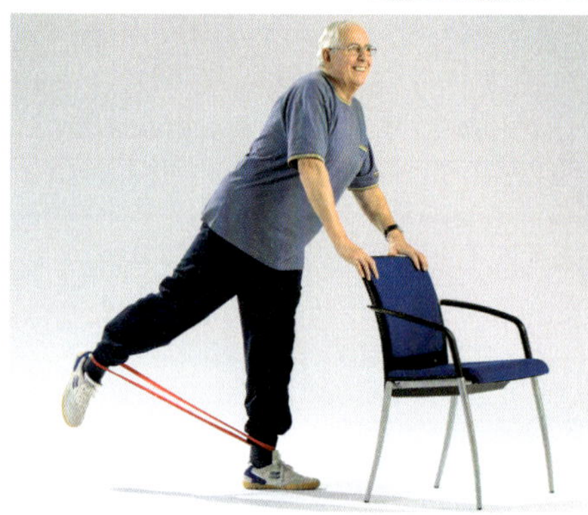

Am besten ist es, wenn diese Übung im Wechsel mit dem rechten und mit dem linken Bein durchgeführt wird. 10 Wiederholungen mit jedem Bein. Nach einer kurzen Pause folgt der zweite Satz.

Diese Übungen werden im *stabilen Stand* durchgeführt. Es ist wichtig, erst in die richtige Übungsposition zu gehen und dann die Übung weiter durchzuführen.

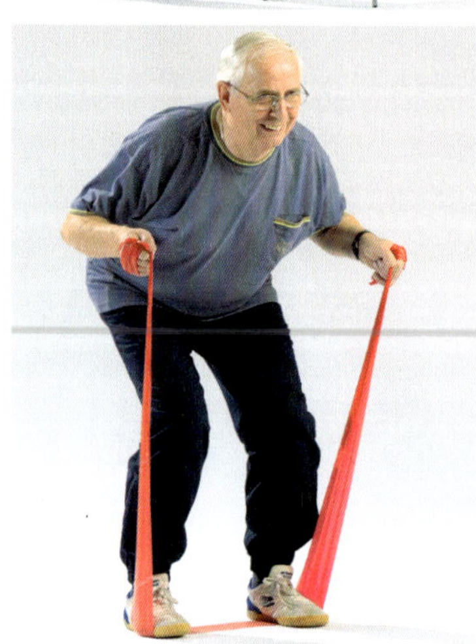

d) Aufrichten aus der Kniebeuge

1. Die Teilnehmer stellen sich im Parallelstand mittig auf das Übungsband. Die Enden des Bandes greifen. Nun die Knie beugen und das Gesäß nach unten sinken lassen, so, als wollte man sich hinsetzen. Nicht die Knie nach vorn schieben. Dabei beugt sich der Oberkörper gerade etwas nach vorn. Die Ellbogen sind leicht gebeugt und das Band befindet sich in Vordehnung.

2. Nun aus der Kniebeuge heraus gegen die Bandspannung nach oben in den aufrechten Stand kommen. Die Arme bleiben leicht gebeugt und die Schultern entspannt. Die Bewegung kommt aus den Beinen, nicht aus den Armen. Darauf achten, dass beide Fersen am Boden bleiben und dass die Knie sich bei der Beugung nicht vor die Fußspitzen schieben.

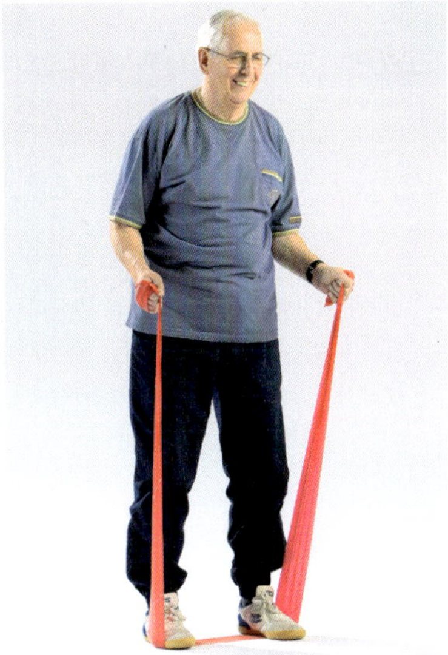

4.3.4.3 Übungen für die Rumpf-, Arm- und Schultermuskeln

a) Rumpfspannungsübung in Bauchlage

1. Die Enden des Bands schulterbreit um die Hände wickeln, dann in die Bauchlage gehen. Die Füße aufstellen. Der Blick ist zum Boden gerichtet, der Nacken ist lang und gestreckt.
   Die Arme vom Boden so anheben, dass die Arme ein U bilden (90°-Winkel zwischen Ober- und Unterarm). Dabei sind die Arme parallel zum Boden.

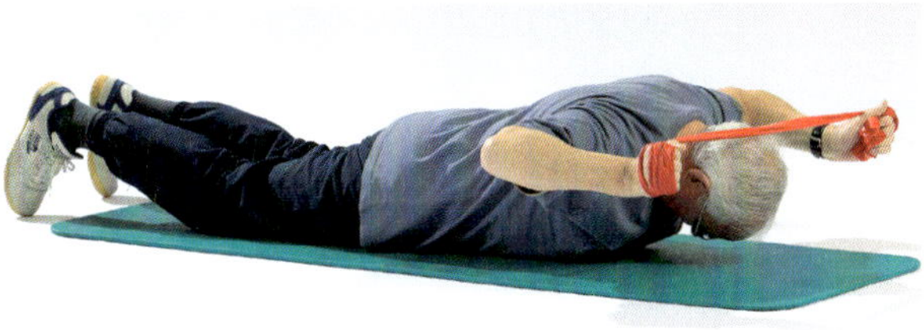

2. Nun das Band hinter den Kopf ziehen. Dabei bewegen sich die Schulterblätter nach hinten und unten. Dann wieder nach vorne bewegen. Insgesamt 10 x.

b) Beckenheben aus der Rückenlage

1. Die Hüfte wird von unten nach oben mit dem Übungsband umwickelt und das Band wird an den Enden festgehalten. Die Arme seitlich neben dem Körper auf dem Boden ablegen.

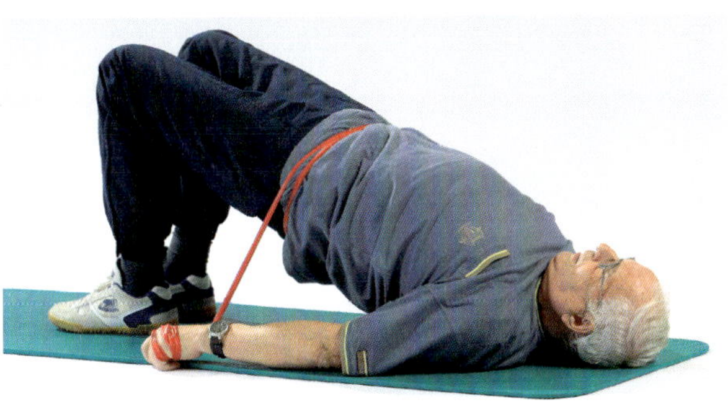

2. Nun das Becken gegen den Widerstand des Bandes anheben, möglichst so weit, dass Oberschenkel und Oberkörper eine Linie bilden. Dann das Becken wieder sinken lassen, allerdings nicht ganz auf dem Boden ablegen. Und – wieder anheben.

c) Außenrotation

1. Diese Übung wird am besten im Sitzen auf einem Stuhl oder Hocker durchgeführt. Das Band mittig unter den Füßen auf den Boden legen. Die Enden des überkreuzten Bandes greifen und um die Hände wickeln. Die Arme befinden sich im 90°-Winkel eng an der Körperseite. Dabei zeigen die Handflächen nach oben.

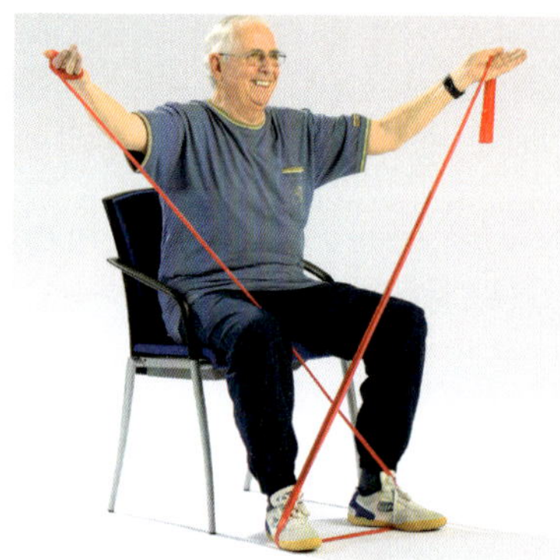

2. Nun die Arme langsam gegen den Widerstand des Bandes weit nach außen und hinten führen. Dabei werden die Schulterblätter an die Wirbelsäule herangezogen, der Brustkorb öffnet sich. Die Ellbogen bleiben leicht gebeugt. Genauso langsam werden die Arme wieder in die Ausgangsposition zurückgeführt.

d) Zug hinter den Kopf

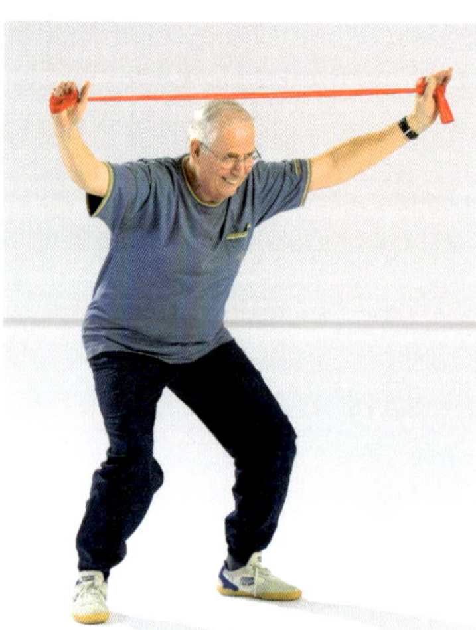

1. Die Teilnehmer stehen mit geöffneten Füßen im *stabilen Stand* und greifen die Enden des Übungsbands. Dabei zeigen die Füße leicht nach außen. Das Band wird mit beiden Händen über dem Kopf gespannt. Die Ellbogen sind angewinkelt. Die Schultern bleiben tief und entspannt. Nicht zu den Ohren nach oben ziehen!
2. Nun die Knie beugen, ohne die Fußspitzen vorzuschieben, das Gesäß nach hinten und unten absenken und gleichzeitig das Übungsband hinter den Kopf ziehen. Dabei beschreiben beide Händen die Form eines geöffneten Regenschirms, den man über sich hält.

4.3.5 Sensomotorische Zusatzanforderungen

4.3.5.1 Alltagsbezug und Wirkmechanismus

Sobald die Trainingsphase des Muskelaufbaus (Muskelquerschnittsvergrößerung) abgeschlossen ist, ist es wichtig, die gewonnenen Kraftqualitäten in funktionelle Bewegungsmuster zu überführen.

Dies wird geübt durch die Kombination von Krafttraining mit sensomotorischen Zusatzanforderungen. Um eine weitere Belastungssteigerung für das Gleichgewichts- und das Krafttraining zu erzielen, sollte das Trainingszusatzgewicht oder die Bandspannung nicht mehr zusätzlich erhöht werden. Stattdessen können die Kraftübungen auf instabilen Unterlagen durchgeführt werden. Sicherlich gibt es Überschneidungen zwischen dem Gleichgewichtstraining und dem Krafttraining mit sensomotorischen Zusatzanforderungen. Da das Training auf den instabilen Unterlagen eine sehr große Bedeutung hat, wenn es um die Verhinderung von Stürzen geht, soll diese Trainingsform jedoch gesondert dargestellt werden. Jede Kraftentwicklung im Alltag ist durch einen sensorischen Anteil geprägt. Das Training auf labilen Unterlagen hat folglich einen hohen Alltagsbezug.

Falls keine solchen Spezialgeräte eingesetzt werden können, ist es auch möglich, eine dünne Sportmatte zusammenzurollen oder mehrfach zu falten.

Beim Training auf diesen wackeligen Unterlagen übt man, den Körper gegen die Instabilität der Unterlage zu stabilisieren. Dadurch verbessert sich das Zusammenspiel von Nervensystem und Muskeln. Der Körper lernt, durch das Training insgesamt schneller auf Gleichgewichtsanforderungen zu reagieren. Außerdem muss der ganze Körper in Spannung gebracht werden, um das Gleichgewicht zu halten. Dies trainiert vor allem die Tiefenmuskulatur. Und diese ist wichtig, um den Rücken und die Gelenke zu stabilisieren und die Körpermitte zu festigen.

Alle Übungen auf den instabilen Unterlagen können, wenn Sie das Gefühl haben, dass die Teilnehmer dies tolerieren, auch ohne Schuhe durchgeführt werden. Wird das Training mit Schuhen durchgeführt, werden die Rezeptoren an der Fußsohle nur mit Einschränkungen aktiviert. Andererseits bietet das Training mit Schuhen wiederum den Vorteil, dass alltagsnah trainiert wird. Auch bei diesen Übungen kann der Übungsleiter oder der Trainingspartner bei Fortgeschrittenen durch leichtes Anstoßen Trainingsreize setzen, durch die zusätzlich eine reaktive und/oder proaktive Gleichgewichtsregulation trainiert wird.

Das Training auf den Unterlagen ist sehr anstrengend und herausfordernd und deshalb auch nur für fortgeschrittene Teilnehmer geeignet, deren Gleichgewichtsgefühl bereits gut trainiert ist.

Die Teilnehmer sollten nach jeder Übung von der instabilen Unterlage absteigen und die Beine gut auslockern.

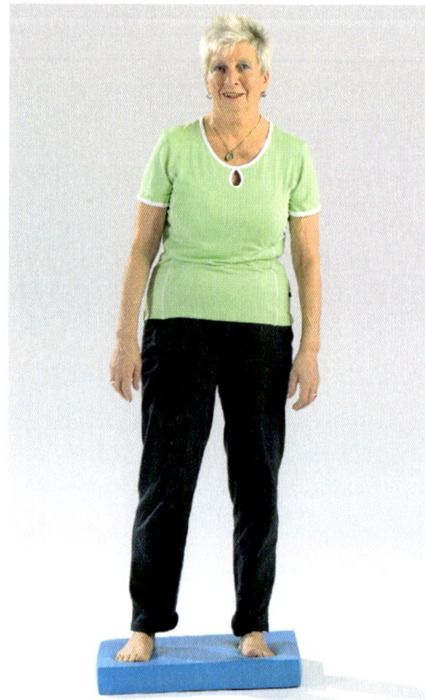

4.3.5.2 Gewöhnung an die instabile Unterlage

a) Das Gewicht verlagern

Langsam und vorsichtig erst das eine und dann das andere Bein auf die instabile Unterlage stellen. Versuchen, die Balance zu halten. Nun den Körper ein wenig hin und her bewegen. Erst nach rechts, dann nach links. Danach absteigen und die Beine etwas auslockern. Dann noch einmal aufsteigen und versuchen, das Gewicht etwas nach vorn zu verlagern – und wieder zurück zur Mitte.

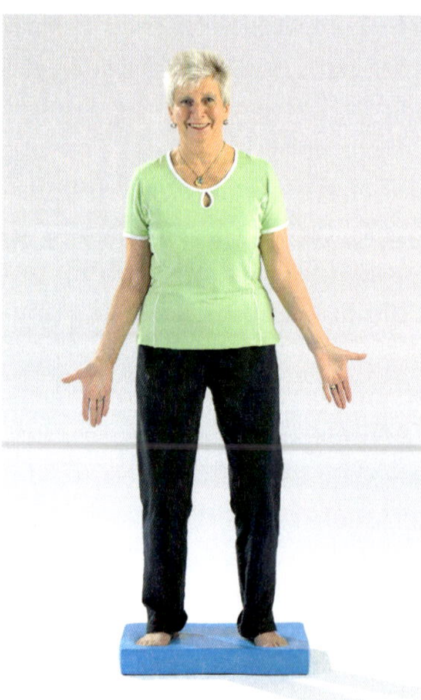

b) Einen aufrechten Stand einnehmen

Wieder langsam auf die Unterlage steigen. Nun versuchen, eine aufrechte Haltung aufzubauen, indem man die Wirbelsäule streckt und das Brustbein bewusst aufrichtet. Die Schultern bewegen sich nach unten und hinten. Versuchen, den Bauch etwas einzuziehen. Die Knie sind leicht gebeugt. In dieser aufrechten Position wiederum versuchen, das Gewicht etwas nach rechts und links zu verlagern – nach rechts, nach links, nach vorne. Dann absteigen und die Beine gut auslockern.

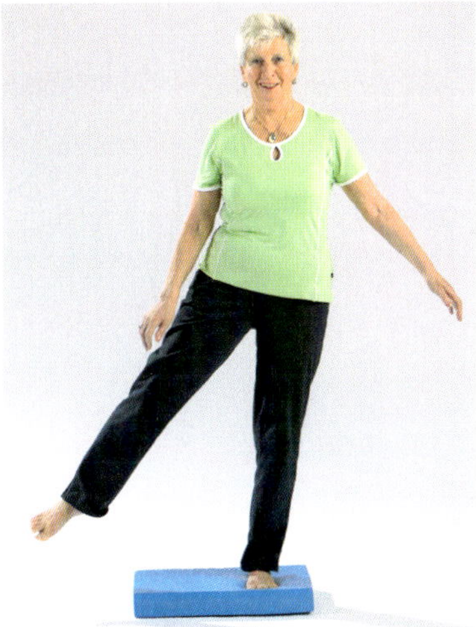

c) Ein Bein seitlich anheben
Im aufrechten Stand auf der Unterlage das Gewicht auf das linke Bein verlagern und sehr langsam das rechte Bein seitlich anheben. Wieder absetzen. Dann das Gewicht auf das rechte Bein verlagern und das linke Bein seitlich anheben. Immer im Wechsel.

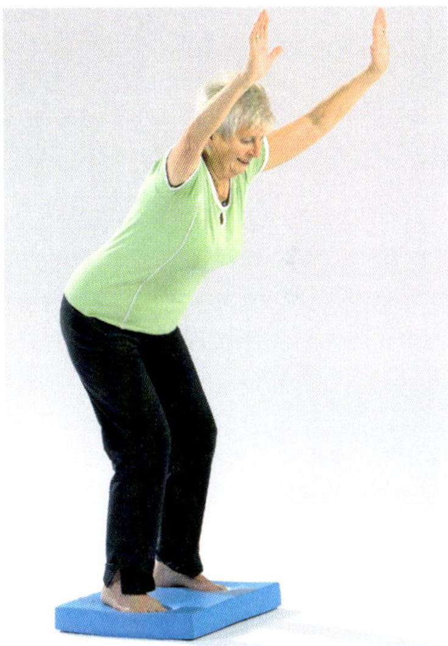

4.3.5.3 Übungen für die Beinmuskeln

a) Kniebeuge
Auf die instabile Unterlage steigen. Im aufrechten Stand die Knie leicht beugen. Nun versuchen, das Gesäß langsam tiefer nach hinten und unten abzusenken – so, als wenn man sich hinsetzen will. Gleichzeitig bewegen sich die Arme nach oben und werden möglichst in Verlängerung der Wirbelsäule oben gehalten. Genauso langsam wieder hochkommen.

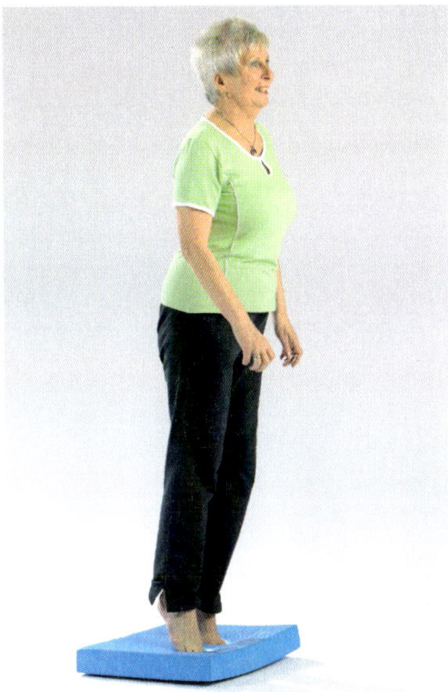

b) Sich auf den Zehen nach oben drücken
Auf die instabile Unterlage steigen. Die Knie leicht beugen. Nun die Fersen nach oben anheben und ganz langsam auf die Zehenspitzen nach oben gehen. Genauso langsam die Fersen wieder senken.

c) Ausfallschritt auf eine instabile Unterlage

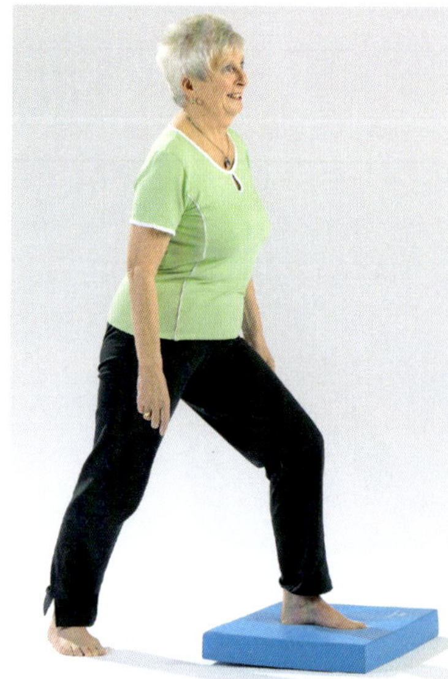

Mit Abstand vor der instabilen Unterlage stehen. Einen großen Schritt auf die Unterlage setzen. Der andere Fuß bleibt hinten. Den vorderen Fuß von der Unterlage zurücksetzen und mit der anderen Seite üben. Der Schwierigkeitsgrad wird über den Abstand zur Unterlage und über mögliches Nachfedern auf der Unterlage eingestellt.

Hier einige Übungsbeispiele für ein Beinkrafttraining mit sensomotorischen Zusatzanforderungen, das durch Übungen mit einem elastischen Übungsband für Arme, Schultern und Rumpfmuskeln ergänzt wird.

d) Zug hinter den Kopf auf der instabilen Unterlage

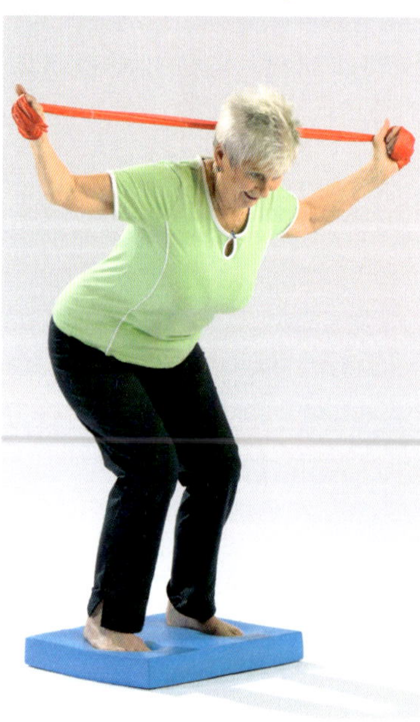

1. Die Teilnehmer stehen mit geöffneten Füßen im *stabilen Stand* auf der instabilen Unterlage und greifen die Enden des Übungsbands. Dabei zeigen die Füße leicht nach außen. Das Band wird mit beiden Händen über dem Kopf gespannt. Die Ellbogen sind angewinkelt. Die Schultern bleiben tief und entspannt. Nicht zu den Ohren nach oben ziehen!

2. Nun das Gesäß noch weiter nach hinten und unten absenken und gleichzeitig das Übungsband hinter den Kopf ziehen. Dabei beschreiben beide Hände die Form eines geöffneten Regenschirms, den man über sich hält. Langsam wieder hochkommen und dabei die Arme in die Ausgangsposition zurückführen.

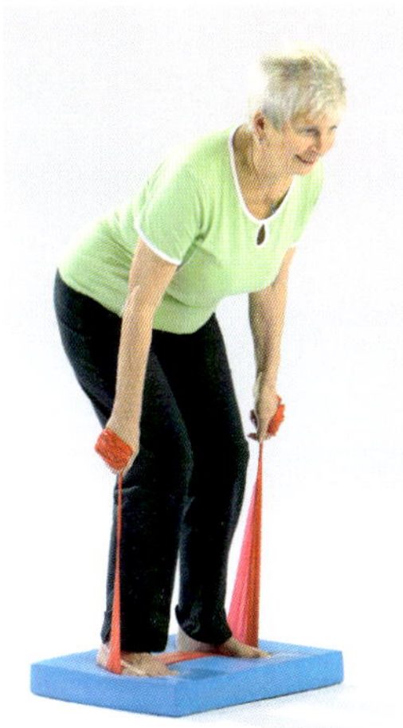

e) Aufrichten aus der Kniebeuge auf der instabilen Unterlage

1. Die Teilnehmer stellen sich in den Parallelstand auf die instabile Unterlage. Sie stehen mittig auf dem Übungsband. Die Enden des Bandes greifen. Nun die Knie beugen und das Gesäß nach unten sinken lassen, so, als wollte man sich hinsetzen. Dabei beugt sich der Oberkörper gerade etwas nach vorn. Die Ellbogen sind leicht gebeugt und das Band befindet sich in Vordehnung.

2. Nun aus der Kniebeuge heraus gegen die Bandspannung nach oben in den aufrechten Stand kommen. Die Arme bleiben leicht gebeugt und die Schultern entspannt. Die Bewegung kommt aus den Beinen, nicht aus den Armen. Darauf achten, dass beide Fersen am Boden bleiben. Versuchen, den Körper trotz instabiler Unterlage möglichst ruhig und stabil zu halten.

4.3.5.4 Übungen für die Rumpf-, Arm- und Schultermuskeln

Die Rumpfmuskeln werden bei allen Übungen, die auf der instabilen Unterlage durchgeführt werden, aktiviert und trainiert. Denn: Sie stabilisieren den Körper und halten den Körper gegen die Instabilität der Unterlage aufrecht und gerade. Deshalb werden hier nur zwei spezielle Rumpfübungen aufgeführt.

a) Vierfüßlerstand

Im Vierfüßlerstand beide Knie auf die Unterlage aufsetzen und die Hände vor der Unterlage auf den Boden. Nun das rechte Bein lang nach hinten ausstrecken und gleichzeitig den linken Arm lang nach vorn ausstrecken. Versuchen, die Balance in dieser Position einige Sekunden lang zu halten. Dabei befinden sich der Arm, der Rumpf und das Bein in einer Linie. Die Übung im Wechsel auch mit dem linken Bein und dem rechten Arm durchführen.

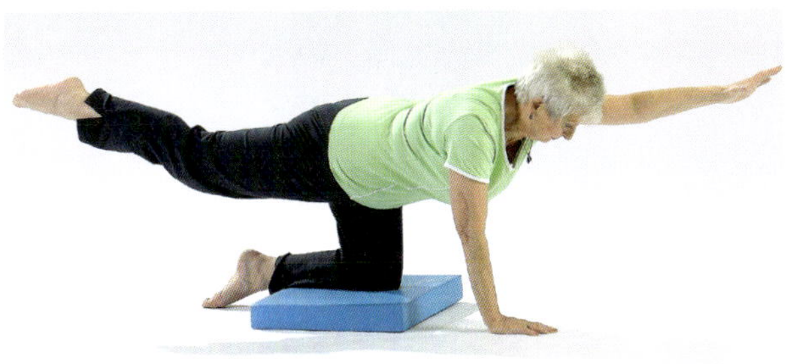

b) Schulterbrücke leicht und schwer

1. Die Teilnehmer legen sich in Rückenlage auf den Boden und stellen beide Füße auf der instabilen Unterlage ab. Dann ganz langsam das Gesäß und Wirbel für Wirbel, von unten angefangen, den Rücken anheben. Jedoch nur so weit anheben, dass beide Schulterblätter vollständig am Boden bleiben. In dieser Position bildet der Körper eine gerade Linie.

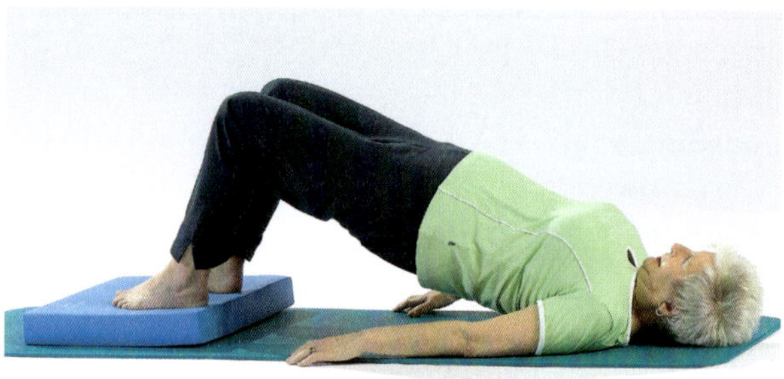

2. Teilnehmer, die diese leichtere Variante sicher beherrschen, können nun zusätzlich versuchen, den rechten Fuß vom Boden zu lösen und das rechte Bein lang auszustrecken. Die Balance halten, dann den rechten Fuß wieder auf den Boden zurückstellen und danach das linke Bein lang nach vorn ausstrecken.

c) Cable Cross auf instabiler Unterlage

1. Die Teilnehmer stehen mit beiden Beinen auf der instabilen Unterlage und gleichzeitig mittig auf dem Band. Die Knie sind leicht gebeugt. Mit beiden Händen die Enden des überkreuzten Bandes greifen. Der Nacken ist lang, die Schultern nach unten ziehen.

2. Nun das Gesäß nach hinten und unten absenken und gleichzeitig die Arme langsam gegen den Widerstand des Bandes nach oben und außen anheben. Danach genauso langsam (bis 3 zählen) wieder nach oben kommen und die Arme senken.

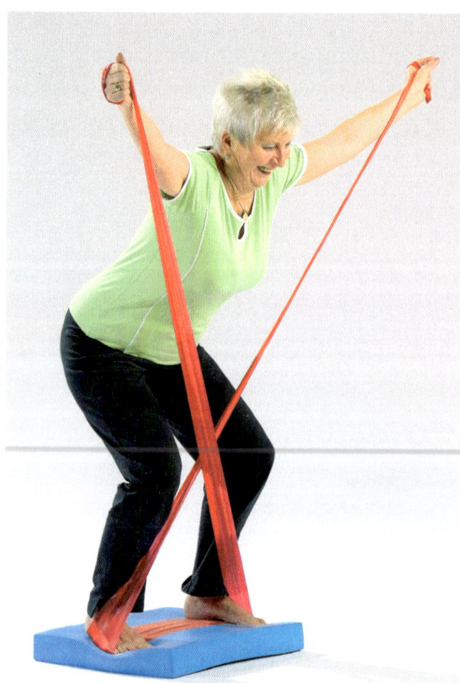

d) Partnerübung: Ruderzug auf instabilen Unterlagen

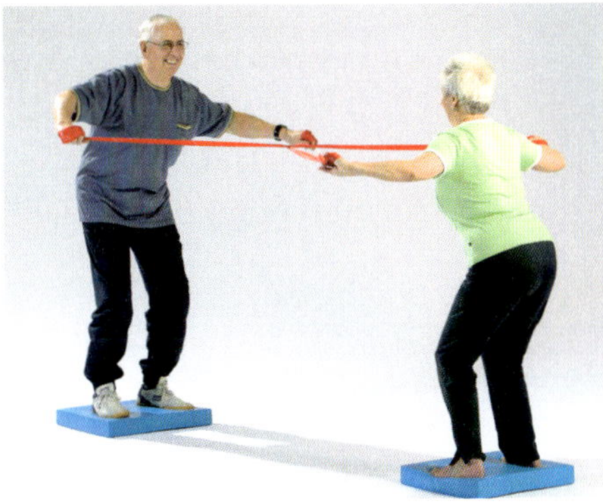

1. Die Teilnehmer stehen sich zu zweit auf je einer instabilen Unterlage gegenüber. Jeder hat ein elastisches Übungsband, diese werden überkreuzt und jeweils an den Enden festgehalten. Die zwei stehen so weit auseinander, dass beide mit gestreckten Armen die Bänder vor dem Körper festhalten können und die Bänder nicht durchhängen. Die Schulterblätter nach unten ziehen und den Nacken strecken.
2. Nun ziehen beide Teilnehmer gleichzeitig die Arme langsam an den Körper heran. Dabei werden die Ellbogen gebeugt und hinter den Rücken geführt. Dann genauso langsam die Arme wieder nach vorn strecken.

Der Kursleiter sollte darauf achten, dass die Teilnehmer diese Übung ruhig und konzentriert durchführen. Die Bewegung erfolgt langsam und kontinuierlich, nicht ruckartig und schwungvoll. Achten Sie auf die Position der Handgelenke. Die Hände sollten in Verlängerung der Unterarme in achsengerechter Position gehalten werden. Eine Belastungsdifferenzierung ist durch die Auswahl verschieden starker Bänder möglich.

e) Partnerübung: Skilanglauf auf instabilen Unterlagen

1. Die Teilnehmer stehen sich wieder auf instabilen Unterlagen zu zweit gegenüber, jeder hat ein elastisches Übungsband. Die Bänder werden überkreuzt und jeweils an den Enden festgehalten. Die Teilnehmer stehen so weit auseinander, dass sie mit gestreckten Armen die Bänder vor dem Körper halten können und die Bänder in dieser Position nicht durchhängen. Die Handflächen zeigen nach innen.
2. Nun bewegen die Teilnehmer langsam beide Arme gegen den Widerstand der Bänder so hinter den Körper, dass die Handflächen nach hinten zeigen. Manchmal hilft die Vorstellung, etwas Schweres nach hinten wegzudrücken. Dann genauso langsam die Arme wieder in die Ausgangsposition zurückführen. Die Schultern bleiben während der gesamten Übungsdauer unten und werden nicht zu den Ohren nach oben gezogen. Der Nacken bleibt lang. Außerdem kann die methodische Reihe mit den Liegestützen (an der Wand, halbe Liegestütze, klassische Liegestütze) mit einem Tennisball in jeder Hand durchgeführt werden.

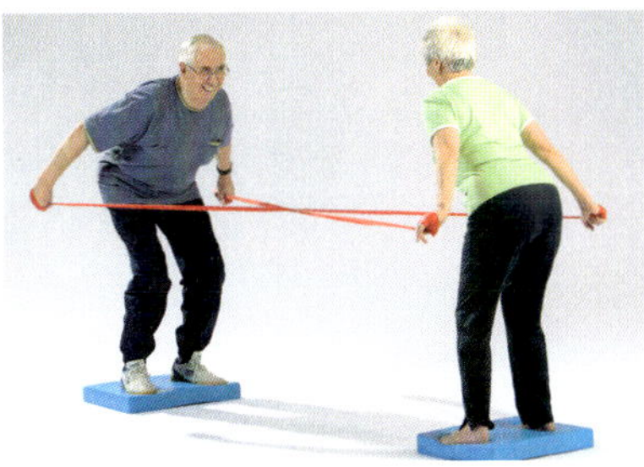

4.3.6 Progressives Krafttraining

Da nur ein individuell dosiertes und progressiv aufgebautes Krafttraining den gewünschten Erfolg bringt, müssen die Kraftübungen vom „Leichten zum Schweren" hin aufgebaut werden. Entsprechend der zunehmenden Belastbarkeit der Teilnehmer bei regelmäßigem Training müssen auch die Übungen immer schwerer werden.

Wenn mit verschieden schweren Gewichten (Hanteln, Manschetten) oder verschieden starken Widerständen gearbeitet werden kann, ist ein solcher progressiver Trainingsaufbau leicht umsetzbar.

Schwieriger wird die praktische Umsetzung der Progressivität, wenn Übungen mit dem eigenen Körpergewicht durchgeführt werden.

Nachfolgend einige Beispiele für einen progressiven Aufbau des Krafttrainings:

1. *Progressives Krafttraining für die Bein-, Rumpf- und Armmuskulatur mit dem elastischen Übungsband*

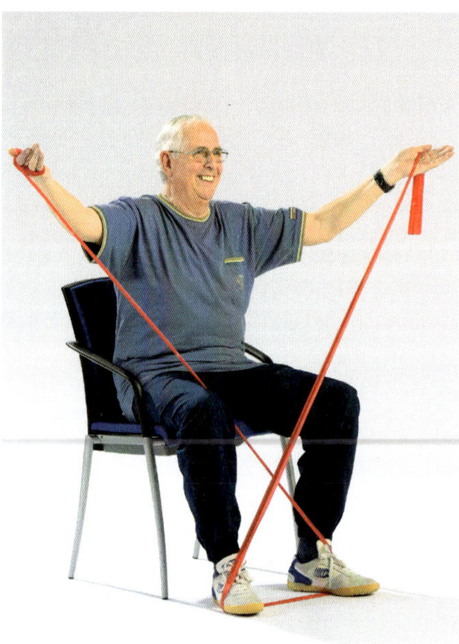

1. Außenrotation

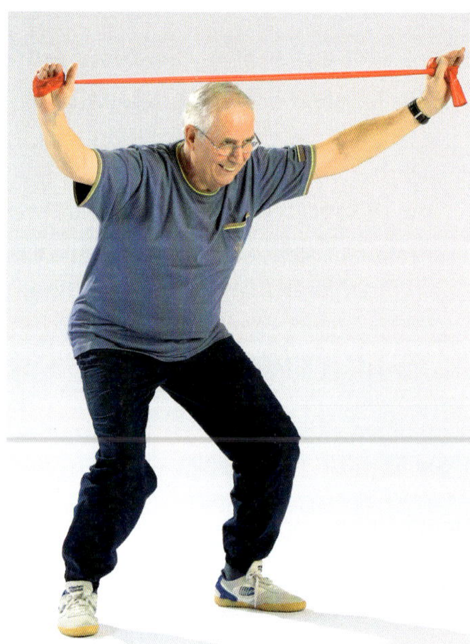

2. Aufrichten aus der Kniebeuge

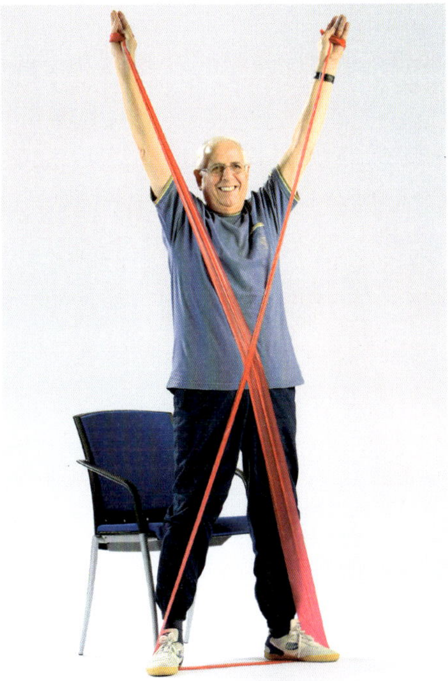

3. *Vom Sitzen zum Stehen*

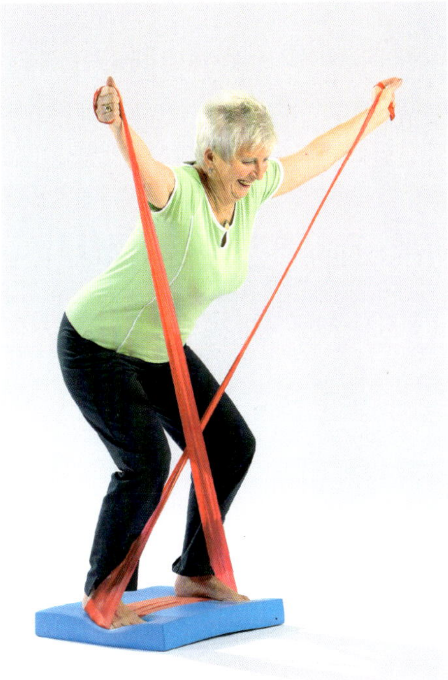

4. *Cable Cross auf instabiler Unterlage*

2. Progressives Krafttraining für die Beinmuskeln im Ausfallschritt

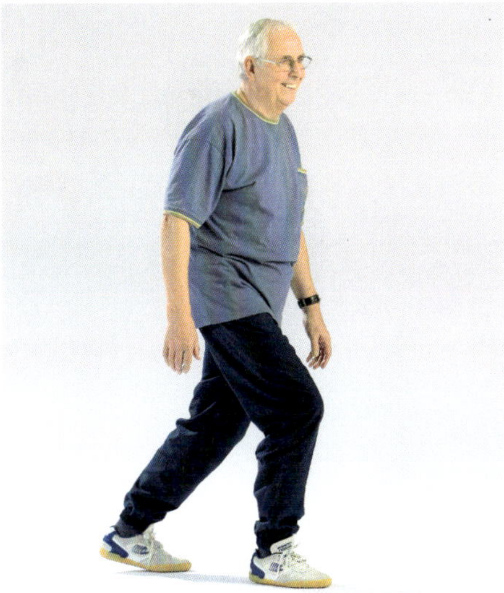

1. *Ausfallschritt*

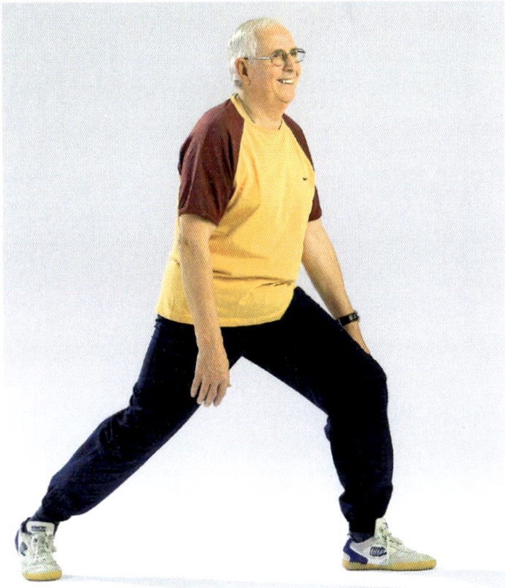

2. *Großer Ausfallschritt*

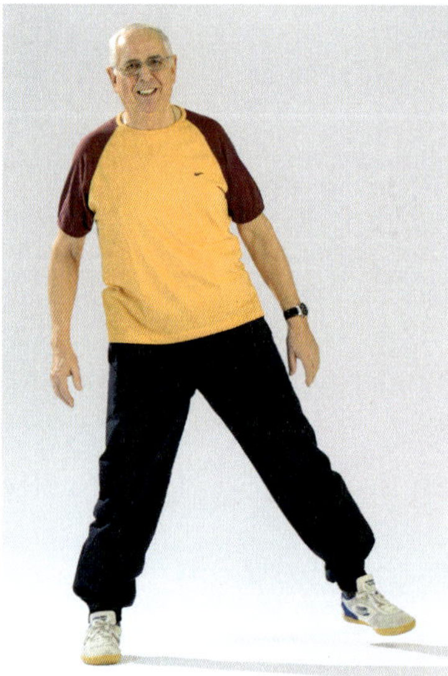

3. *Ausfallschritt zur Seite*

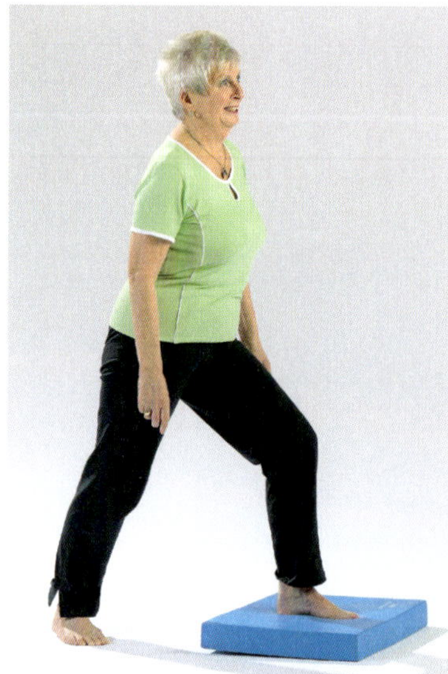

4. *Ausfallschritt auf instabiler Unterlage*

3. Progressives Krafttraining aus der Kniebeuge

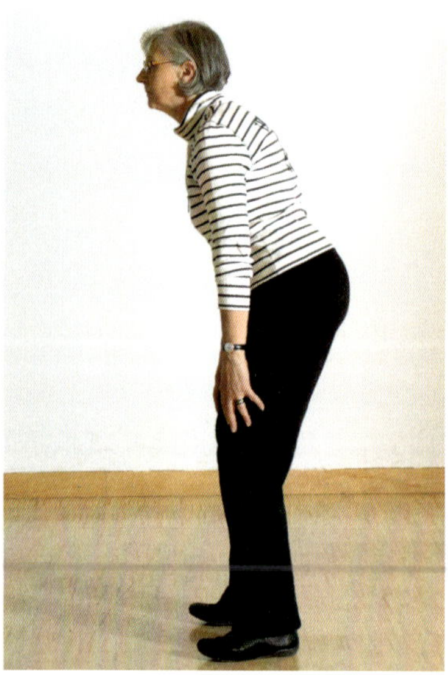

1. *Kleine Kniebeuge: Weite Grätsche, Fußspitzen zeigen etwas nach außen, das Gesäß nach hinten und unten absenken. Der Rücken bleibt gerade, der Nacken bleibt lang, 2 x 10 Wiederholungen.*

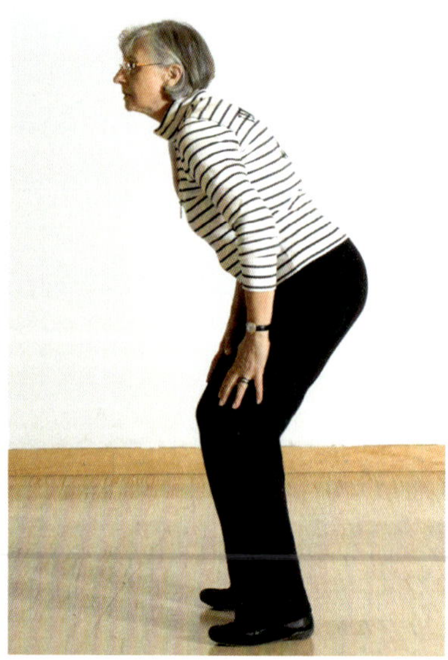

2. *Halbe Kniebeuge*

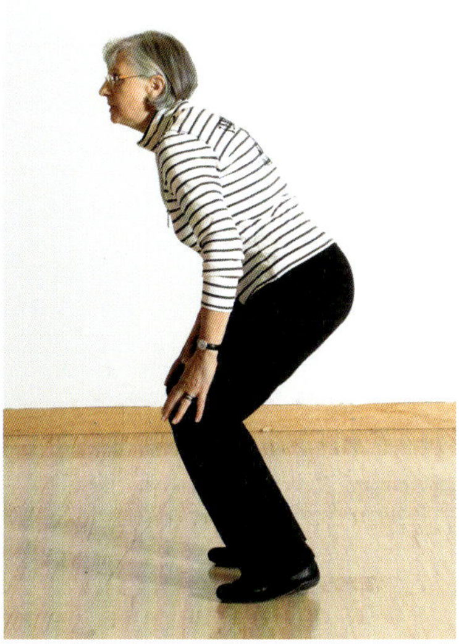

3. Gesäß weiter absenken

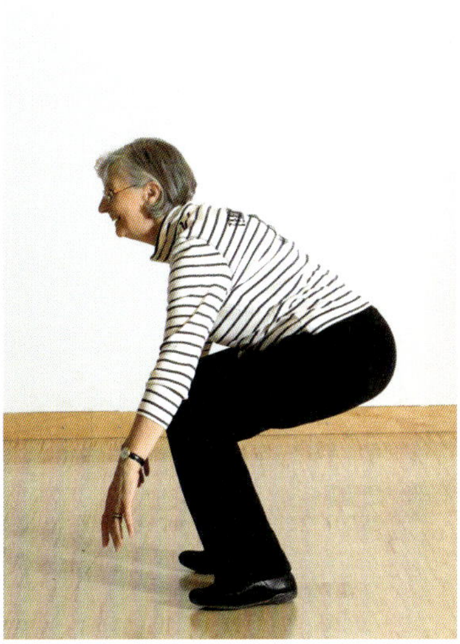

4. Tiefe Kniebeuge

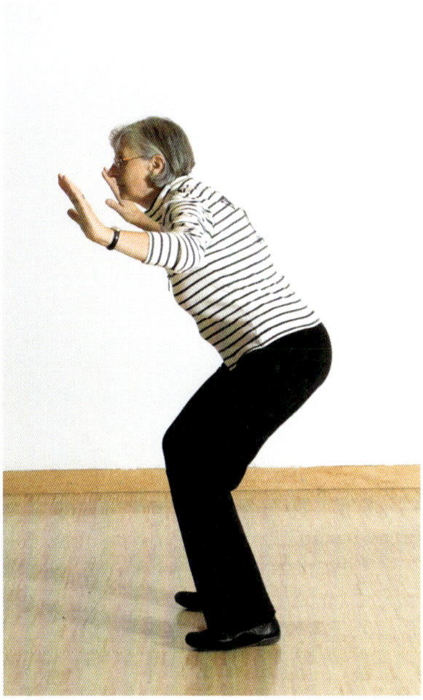

5. Kniebeuge, Arme rechtwinklig anheben

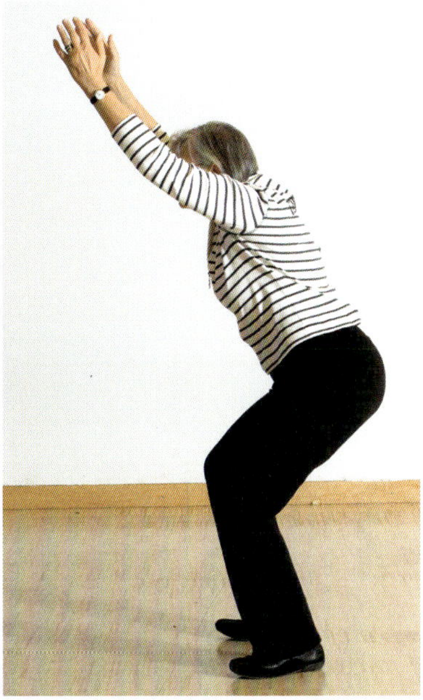

6. Kniebeuge, lange Arme in Verlängerung der Wirbelsäule halten

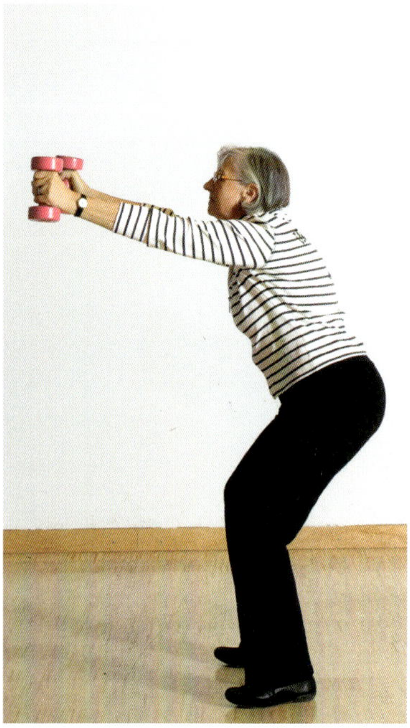

7. *Wie vorn, Kniebeuge, lange Arme mit Zusatzgewichten*

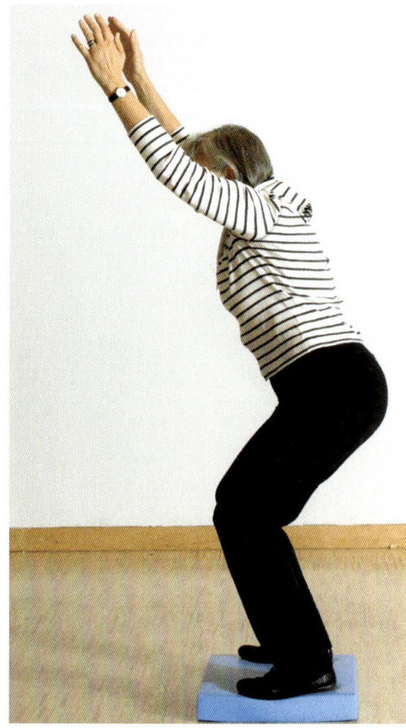

8. *Stand auf zusammengerollter Matte, Kniebeuge, lange Arme*

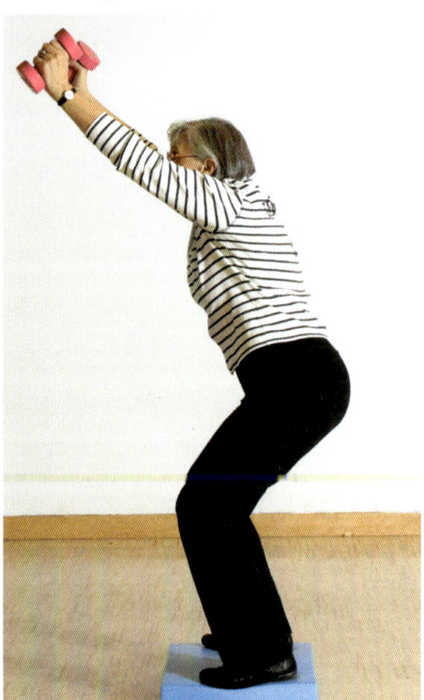

9. *Wie vorn, tiefe Kniebeuge, lange Arme mit Zusatzgewichten*

4. Progressives Krafttraining vom Sitzen zum Aufstehen

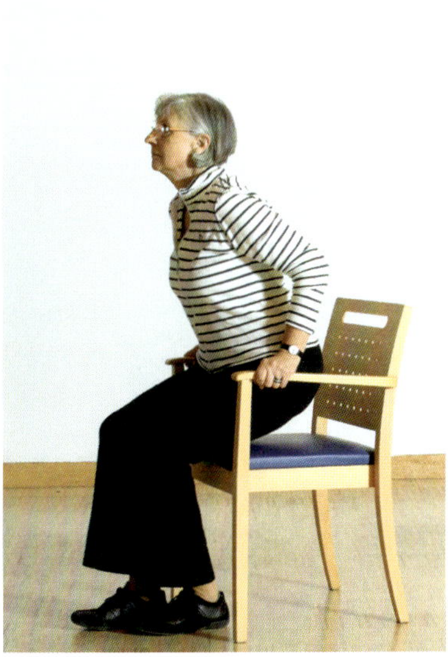

1. Mehrfaches kurzes Anheben des Gesäßes vom Stuhl mit Stütz

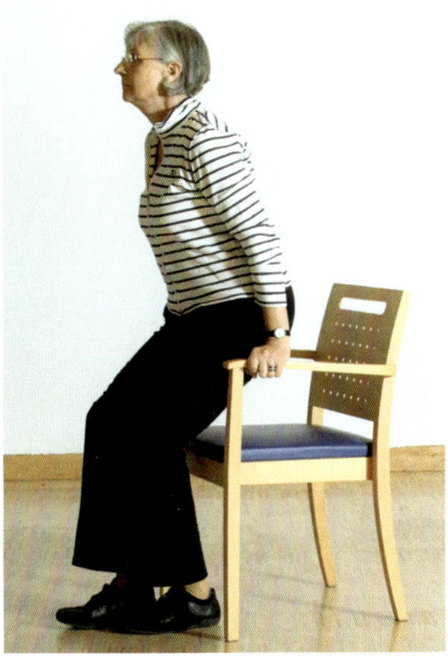

2. Mehrfaches höheres Anheben des Gesäßes vom Stuhl mit Stütz

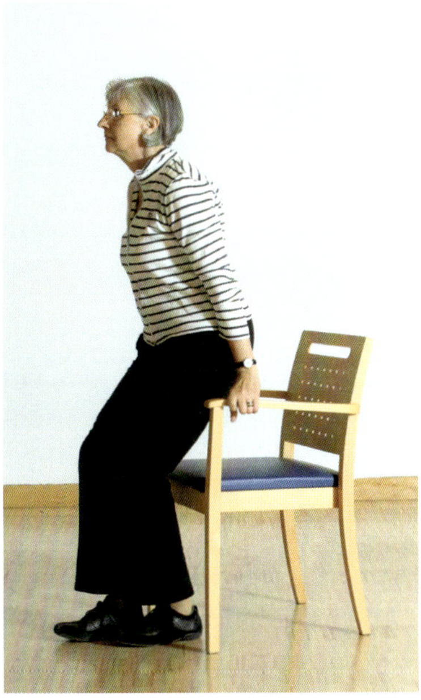

3. Mehrfaches vollständiges Anheben des Gesäßes vom Stuhl mit Stütz

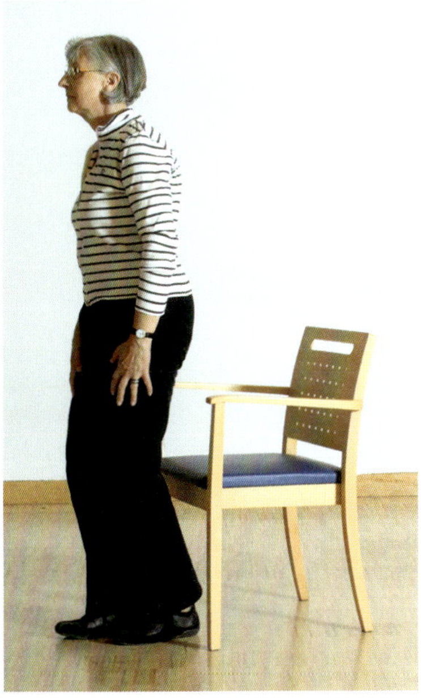

4. Mehrfaches vollständiges Anheben des Gesäßes vom Stuhl, Hände liegen auf den Oberschenkeln.

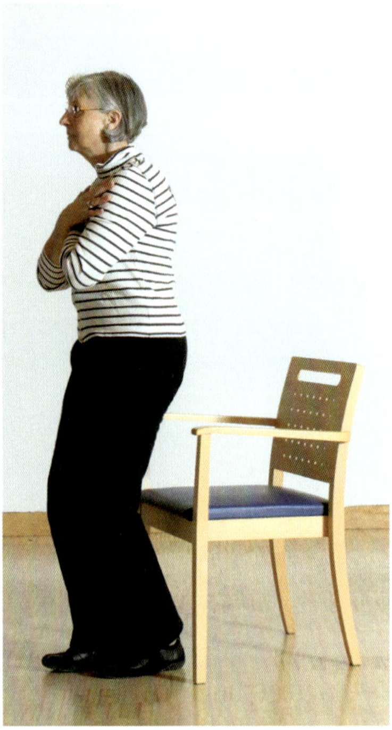

5. *Vollständiges Anheben des Gesäßes vom Stuhl, Hände kreuzen vor der Brust.*

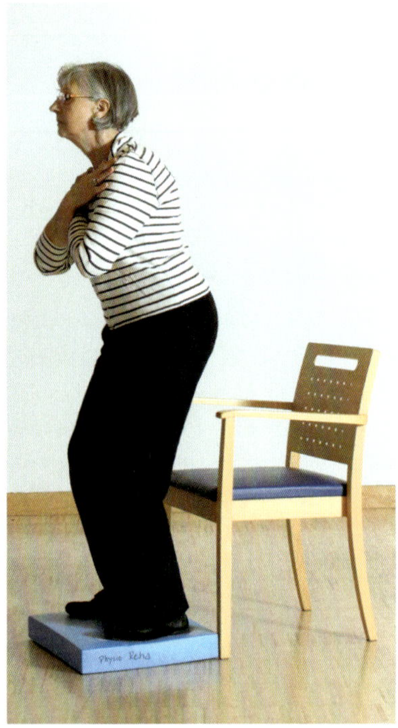

6. *Füße stehen auf instabiler Unterlage: Mehrfaches vollständiges Anheben des Gesäßes vom Stuhl, Hände kreuzen vor der Brust.*

4.3.7 Schnell- und Explosivkraftkrafttraining

4.3.7.1 Effektiv schnell reagieren

Um einen Sturz zu verhindern, muss der Muskel nicht nur in der Lage sein, ein hohes Drehmoment (= kräftig zu sein) zu entwickeln. Der Muskel muss ebenfalls schnell angesteuert werden (= sensomotorisches Training und Krafttraining mit sensomotorischer Zusatzaufgabe) und er muss zusätzlich in der Lage sein, sich schnell zu kontrahieren (= Schnellkraft bzw. Explosivkraft). Im Laufe des Älterwerdens nimmt der Anteil der Muskelfasern, die für schnelle und explosive Bewegungen zuständig sind (schnell zuckende Muskelfasern) überproportional ab.

Die Schnellkraft wird als die Fähigkeit des neuromuskulären Systems definiert, in der zur Verfügung stehenden Zeit einen möglichst großen Impuls zu erzeugen.

Die Explosivkraft wird durch den maximalen Kraftanstieg innerhalb einer Kraft-Zeit-Kurve bestimmt, der bei schneller Kontraktion gegen einen statischen Widerstand (im Falle des Sturzprophylaxe-Trainings: schneller Ausfallschritt auf den Boden) erzeugt wird.

Deshalb nimmt das Schnell- und Explosivkrafttraining in der Sturzprophylaxe einen immer höheren Stellenwert ein. Dies ist jedoch ein zweischneidiges Schwert. Auf der einen Seite steht der mittlerweile unbestrittene Nutzen im Sinne der Sturzprophylaxe. Auf der anderen Seite gilt: Da diese Übungsformen für den passiven Bewegungsapparat (Bänder, Sehnen, Knorpel etc.) bei fehlender muskulärer Stabilisation belastend sein können, ist es unerlässlich, dass vor Beginn des Schnell- und Explosivkrafttrainings ein umfassendes Krafttraining zur Gelenkstabilisation und -entlastung durchgeführt worden ist. Ferner muss von der Kursteilnehmern der *stabile Stand* statisch und in der kontrollierten Dynamik gründlich erarbeitet und automatisiert worden sein.

Ältere Menschen haben häufig auch orthopädische Vorerkrankungen. Die Auswirkungen solcher Vorerkrankungen auf ein vorgeschaltetes Krafttraining müssen im Kursverlauf beobachtet werden. Sollten sich im Kursverlauf über einen längeren Zeitraum keine negativen Auswirkungen eines Krafttrainings gezeigt haben, kann über den Einsatz eines Schnell- und Explosivkrafttrainings nachgedacht werden.

Je nach Fitnesszustand und Vorerkrankungen der Teilnehmer (z. B. Arthrose im Knie, Gelenkendoprothesen in Hüfte oder Knie) und Belastbarkeit des einzelnen Kursteilnehmers kann es aber auch kontraindiziert sein. Die Entscheidung, ob ein Schnell- und Explosivkrafttraining in der gesamten Gruppe oder nur mit einigen Kursteilnehmern durchgeführt werden kann, muss jeder Kursleiter in Kenntnis seiner Gruppenmitglieder individuell treffen. Auch sollte die Befindlichkeit der Kursteilnehmer in der nächsten Stunde sorgfältig abgefragt werden.

Die aufgeführten Übungsformen sollten innerhalb einer Kursstunde relativ weit an den Anfang gestellt werden, weil hier die muskuläre und neuromuskuläre Ermüdung noch nicht so weit fortgeschritten ist.

Die Materialanforderungen für ein Schnellkrafttraining sind eher gering und lassen sich in der Regel durch die in der Halle befindliche Grundausstattung abdecken.

4.3.7.2 Die Übungspraxis

Schnell- und Explosivkraftübungen lassen sich folgendermaßen unterteilen:

1. Sprünge aus und in den beidbeinigen Stand
2. Sprünge aus und in den Ausfallschritt
3. Dynamische Richtungswechsel (einbeinig) aus der Bewegung
4. Sprünge aus und in den einbeinigen Stand

Die vier Inhaltsbereiche stellen unterschiedliche Übungsformen dar, die vom Leichten zum Schweren hin aufgebaut sind. Es obliegt dem Kursleiter, in Abhängigkeit von der Bewegungsausführung seiner Teilnehmer, die Steigerungen vorzunehmen. Hier spielt insbesondere die Bewegungsqualität der Teilnehmer eine wichtige Rolle. Wenn die „Wackler" nicht mehr mit dem Sprunggelenk (siehe auch Sprunggelenkstrategie) kompensiert werden können, sollte der Schwierigkeitsgrad reduziert werden.

Unter Umständen muss auch innerhalb des Kurses eine Binnendifferenzierung vorgenommen werden, d. h., Frau Schmitz springt Übung c), Herr Müller Übung b).

1. Sprünge aus und in den beidbeinigen Stand

a) Aus dem *stabilen Stand* in den *stabilen Stand* springen. Differenzierungsmöglichkeit: Sprungweite und -höhe.
b) Steigerung Sprünge mit Zusatzaufgaben: Aus *stabilem Stand* hochspringen, einen zugeworfenen Ball in der Luft fangen und wieder im *stabilen Stand* landen.
c) Steigerung: Sprünge aus der Bewegung, aus dem Gehen in den *stabilen Stand* springen.
d) Sprünge aus dem Gehen auf eine Markierung.
e) Steigerung Sprünge aus der schnellen Bewegung aus dem Lauf in den *stabilen Stand* springen.

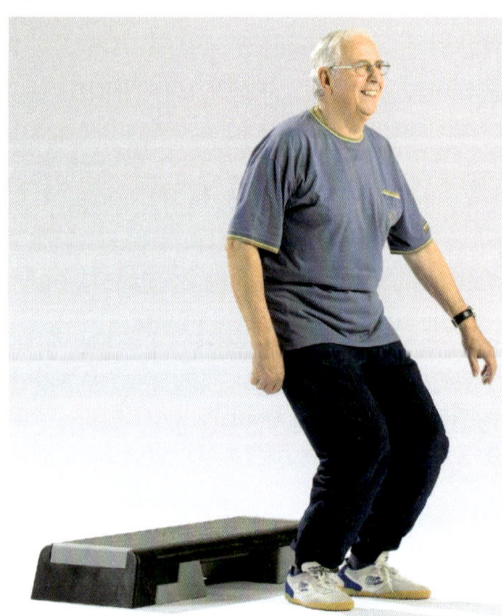

f) Steigerung Sprünge mit Zusatzaufgabe und aus der Bewegung: Aus dem Gehen in den *stabilen Stand* springen und einen zugeworfenen Pezziball fangen.
g) Steigerung Aufsprung: Aus dem Stand auf einen Step-/Kastendeckel hoch in den *stabilen Stand* springen.
h) Steigerung Niedersprung: Aus dem Stand von einem Step-/Kastendeckel in den *stabilen Stand* springen.
i) Steigerung Niedersprung auf eine labile Unterlage: Aus dem Stand von einem Step-/Kastendeckel auf eine Weichbodenmatte in den *stabilen Stand* springen.

Variation: Weit oder hoch springen.

2. Sprünge aus und in den Ausfallschritt

a) Aus dem Gehen in einen Ausfallschritt (rechts und/oder links) springen und stabil stehen bleiben, Wechsel rechtes und linkes Bein. Differenzierungsmöglichkeit: Weite des Ausfallschritts.
b) Steigerung Sprünge mit kurzen Reaktionszeiten: Sprünge auf kurzzeitige Ansage rechts/links.
c) Steigerung Sprünge aus der schnellen Bewegung: Aus dem Lauf in einen Ausfallschritt springen und stabil stehen bleiben, Wechsel rechtes und linkes Bein.
d) Steigerung Sprünge mit kurzen Reaktionszeiten und aus der schnellen Bewegung.

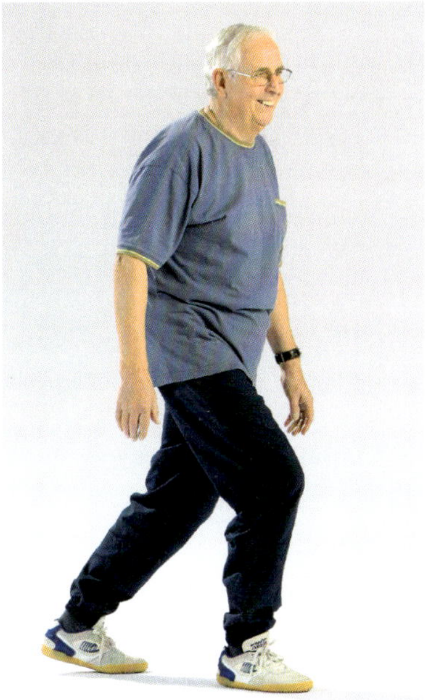

3. Dynamische Richtungswechsel (einbeinig) aus der Bewegung

a) Richtungswechsel vor und zurück: Aus dem langsamen Vorwärtslaufen auf rückwärts wechseln durch aktives Abstemmen des vorderen Beins. Differenzierungsmöglichkeiten: Frequenz der Richtungswechsel.
b) Steigerung Richtungswechsel auf Kommando: Richtungswechsel vor und zurück: Aus dem langsamen Vorwärtslaufen auf rückwärts wechseln durch aktives Abstemmen des vorderen Beins.
c) Steigerung: Ausfallschritt auf verschiedene Markierungen.
d) Einbeinsprünge auf verschiedene Markierungen.

e) Steigerung: Seitwärtslaufen und Richtungswechsel rechts und links. Aus dem langsamen Seitwärtslaufen in die andere Richtung wechseln durch aktives Abstemmen des äußeren Beins.
f) Steigerung: Richtungswechsel auf Kommando. Richtungswechsel rechts und links: Aus dem langsamen Seitwärtslaufen in die andere Richtung wechseln durch aktives Abstemmen des äußeren Beins.
g) Steigerung: Kombination von Übung a) und c).
h) Steigerung: Kombination von Übung b) und d).

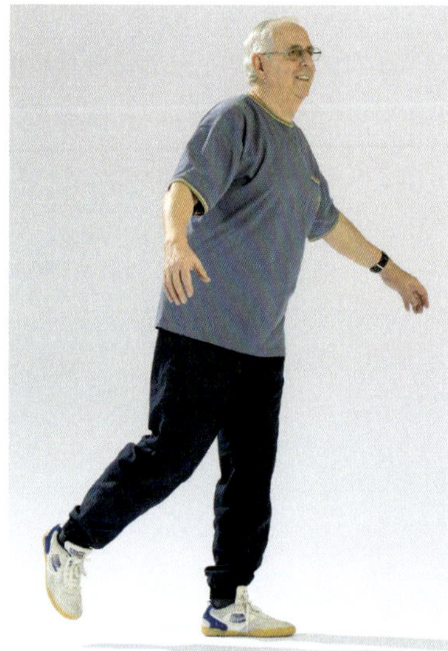

4. *Sprünge aus und in den einbeinigen Stand*

a) Aus dem *stabilen Stand* auf ein Bein springen und 5 s stabil auf einem Bein stehen bleiben. Wechsel rechts und links.

Differenzierungsmöglichkeiten: Sprungweite.

b) Steigerung: Von einem Bein abspringen. Ausgangsposition ist der Einbeinstand, mit Schwung vom rechtem auf das linke Bein springen und 5 s stabil auf einem Bein stehen bleiben.

Differenzierungsmöglichkeit: Sprungweite.

c) Steigerung: Ausfallschritt auf verschiedene Markierungen.
d) Einbeinsprünge auf verschiedene Markierungen.
e) Steigerung Sprünge auf eine labile Unterlage: Aus dem *Bärenstand* auf die Weichbodenmatte springen und mit einem Bein landen und 5 s stabil stehen bleiben, Wechsel rechtes und linkes Bein.

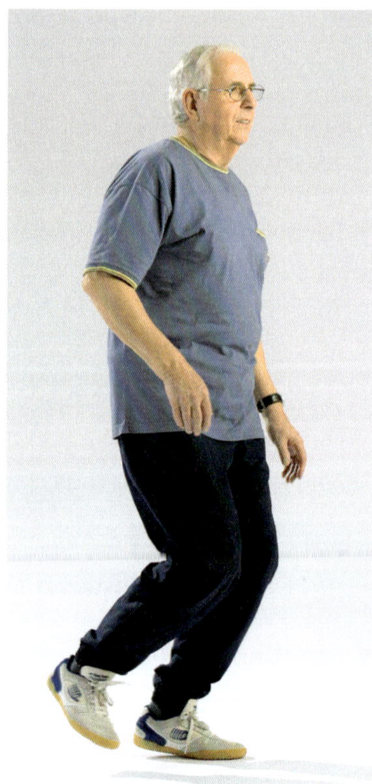

f) Steigerung: Dynamischer Wechsel vom Einbeinstand in den Einbeinstand. Ausgangsposition ist der Einbeinstand, mit Schwung vom rechtem auf das linke Bein springen, nach der Fixierung des Standbeins (nach der Landung über 5 s Stabilisation) explosives Abspringen auf die Gegenseite.

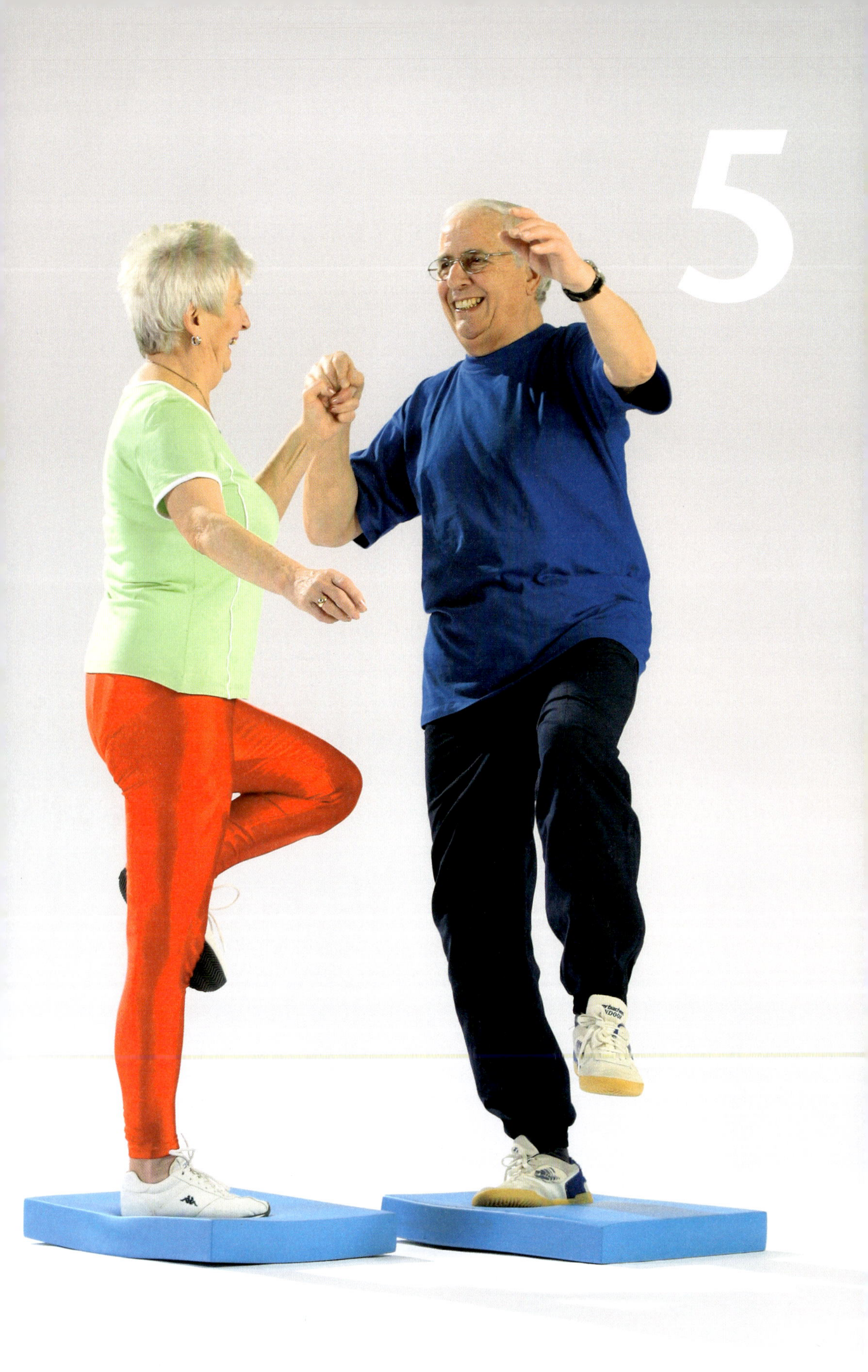

5

5 Multi-Tasking-Training

5.1 Mehrere Dinge gleichzeitig tun, mit Mehrfachanforderungen klarkommen

Bei älteren Menschen verschlechtert sich häufig die Verknüpfung von Erkennen und richtigem Steuern von Bewegungsabläufen. In der Folge fällt den Menschen ein adäquates Handeln oder Reagieren in Alltagssituationen immer schwerer. Die zur Verfügung stehenden Wahrnehmungs- und Bewegungsmuster und ein geringer Aktivitätsgrad der Wahrnehmungs- und Orientierungsfunktionen verhindern es, in unvorhergesehenen Situationen (z. B. Straßenverkehr und Haushalt) schnell, sicher und richtig zu reagieren. Die Folgen können Angst und Unsicherheit und daraus als Konsequenz Passivität, Rückzug und Isolation sein.

Viele Stürze im Alltag werden durch Situationen ausgelöst, in denen mehrere Aufgaben gleichzeitig bewältigt werden müssen. Beim Einkaufen kurz vor Ladenschluss wird dann in der Eile schon mal die Bürgersteigkante übersehen, da man mit seinen Gedanken woanders ist. Es ist wissenschaftlich nachgewiesen, dass mit zunehmendem Alter die Verbindung zwischen Kopf und Körper oder zwischen Motorik und Kognition eine wichtige Grundlage zur Sicherung des Gleichgewichts im Alltag darstellt. Nicht umsonst bleiben ältere Menschen häufig stehen, während sie reden. Beides gleichzeitig funktioniert nicht mehr so gut, da mit zunehmendem Alter mehr kognitive Kapazitäten für die Gleichgewichtsschulung während des Gehens benötigt werden.

Doch nicht nur die Gehsicherheit bei gleichzeitiger Bewältigung anderer Anforderungen lässt nach, auch die Orientierungsfähigkeit im Raum und die Fähigkeit, sich an zusätzliche Herausforderungen, wie Hindernisse, glatte Oberflächen oder an Situationen, die schnelles Reagieren erfordern, anzupassen. Dabei spielt die exakte Steuerung der Aufmerksamkeit eine wichtige Rolle. Es wurde nachgewiesen, dass das Gehen im Alter nicht mehr automatisiert ist, sondern dass dazu zusätzliche kognitive Ressourcen benötigt werden. Studien haben ergeben, dass die meisten Stürze beim Gehen z. B. durch Stolpern passieren, da das Gehen allein bei älteren Menschen bereits eine erhöhte Aufmerksamkeit erfordert. Bei einer zusätzlichen Anforderung durch eine weitere Aufgabe (zum Beispiel den Schlüssel aus der Tasche holen) ist die Sturzgefahr nochmals größer, da die jeweilige Person zwei Aufgaben gleichzeitig durchführen muss. Das verminderte Leistungsvermögen der Wahrnehmungs-, Verarbeitungs- und Steuerungsfähigkeit von Handlungen kann die Doppelaufgabe nicht mehr angemessen bewältigen.

5.2 Zur Systematisierung

Geübt werden sollten die folgenden Fähigkeiten, die man im Alltag braucht, um in Situationen, in denen vieles gleichzeitig passiert, den Überblick zu behalten und nicht auf Grund von psychischer und physischer Überforderung zu stürzen:

- Schnell reagieren können.
- Sich entscheiden und im richtigen Augenblick handeln.
- Sicher und mit festen Schritten gehen können.
- Beherrschung verschiedener Gehgeschwindigkeiten und -varianten.
- Den Überblick behalten.
- Einen Abstand einschätzen.
- Eine Geschwindigkeit einschätzen.
- Tempo- und Zeitgefühl entwickeln.
- Schnell starten und schnell abstoppen können.
- Sich orientieren können.
- Denken und Handeln miteinander verknüpfen können.

Die folgende Tabelle macht exemplarisch deutlich, wie umfangreich und vielfältig der Alltag den Menschen fordert. Dazu ist aufgeführt, welche typische Alltagssituation welche funktionellen und kognitiven Anforderungen stellt.

Tab. 2: Zusammenhang von Alltagstätigkeit und funktioneller sowie kognitiver Anforderung

Alltagssituationen	Funktionelle und kognitive Anforderungen
Aufstehen aus dem Liegen	• Rumpf- und Armkraft • Rumpfbeweglichkeit • Gleichgewichtsfähigkeit • Bewegungsplanung
Morgentoilette	• Gleichgewichts- und Orientierungsfähigkeit • Allgemeine Beweglichkeit • Gleichgewichtsfähigkeit in der Dynamik • Handlungsplanung • Zeitmanagement
Ankleiden	• Kraftfähigkeit des Oberschenkels (Einbeinstand) • Rumpfbeweglichkeit • Gleichgewichtsfähigkeit (Einbeinstand, Überkopfbewegungen) • Entscheidungen treffen

Einkaufen	• Entscheiden, Verknüpfung von Denken und Handeln, Starten und Stoppen, Überblick • Greifen über dem Kopf, tiefe Hocke • *Stabiler Stand*
Treppensteigen	• Kraft- und Ausdauerfähigkeit der Oberschenkel • Einbeinstand in der konzentrischen und exzentrischen Schwungphase • Entscheidungen zur Bewegungssicherheit treffen (Handlauf greifen)
Überwinden von Hindernissen (Schwellen, Stufen, Teppichkanten etc.)	• Entscheiden, Reaktionsfähigkeit, Abstand und Entfernung, Starten, Stoppen, Überblick, Orientierungsfähigkeit • Ausfallschritt, Beweglichkeit im Sprung-, Knie- und Hüftgelenk • *Stabiler Stand,* Gleichgewichtsfähigkeit • Kraftfähigkeit der Oberschenkel und der Abduktoren

5.3 Zur Praxis

Mögliche Ansätze zu einem differenzierten und systematischen Multi-Tasking-Training im Sport kann das folgende Modell liefern:

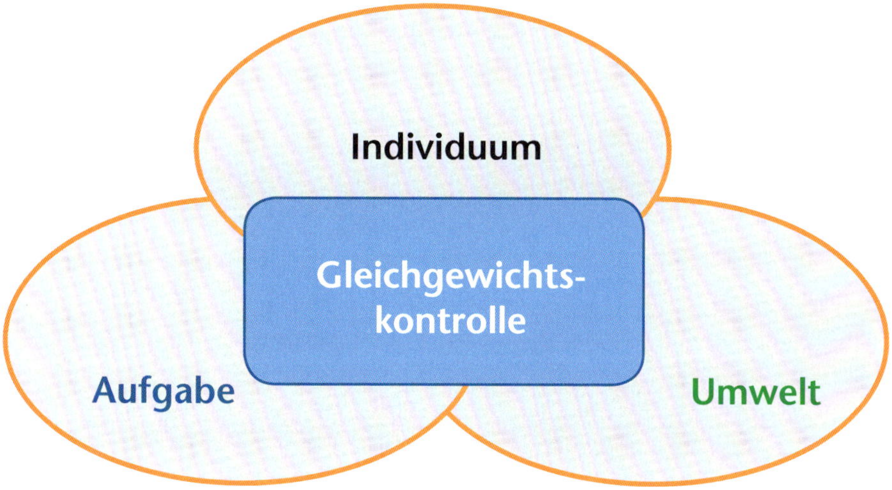

Abb. 1: Interaktion zwischen Individuum, Aufgabe und Umwelt (nach Shumway-Cook & Woollacott, 1995)

Um den Alltag erfolgreich bewältigen zu können, muss ein Gleichgewicht zwischen den drei Bereichen Umwelt, Individuum und Aufgabe bestehen. Wenn sich in einem dieser Bereiche etwas verändert, müssen die anderen sich mitverändern und sich an die veränderte Situation anpassen, um den Körper im Gleichgewicht zu halten und die Alltagsherausforderung, wie z. B. eine Treppe mit unterschiedlichen Stufenhöhen zu bewältigen. Um die Teilnehmer für Alltagsanforderungen fit zu machen, muss das Zusammenspiel der drei Bereiche trainiert werden. Dazu können die Übungsleiter und Trainer an drei verschiedenen Stellschrauben drehen.

Stellschraube 1: Die Umwelt

Man kann zum Beispiel an der *Stellschraube Umwelt* drehen, indem man unterschiedliche Lichtverhältnisse schafft (mal im Schatten gehen, mal gegen die Sonne, mal auf weichem oder hartem Untergrund gehen).

Stellschraube 2: Individuum

An dieser Stellschraube kann man nur mittel- oder langfristig etwas in den Trainingskursen verändern. Hierunter fallen z. B. die Veränderung des psychischen Belastungsdrucks, wie zum Beispiel Angst, Selbstbewusstsein, aber auch Verhaltensänderungen durch eine geänderte Einstellung zu bestimmten Themen, z. B. über Stürze im Familienkreis oder bei Hausärzten zu sprechen.

Stellschraube 3: Aufgabe

Man kann an der *Stellschraube Aufgabe* drehen, indem man die Anforderungen durch die Informationsaufnahme und -verarbeitung verändert.

Eine Multi-Tasking-Aufgabe kann durch Reize und Anforderungen in folgenden Bereichen verändert werden:

- optischer Reiz → z. B. Gehen mit offenen und geschlossenen Augen,
- akustischer Reiz → Gehen und sich nach Geräuschen orientieren (z. B. Klatschen, Pfeifen, Trommeln durch den Partner),
- taktiler Reiz → durch Körperberührungen, wie im Roboterspiel oder
- kinästhetischer Reiz → über gerade oder schräge Flächen gehen, wie z. B. bei Garageneinfahrten.

Man kann außerdem an der *Stellschraube Aufgabe* drehen, indem man diese drei verschiedenen Anforderungsprofile differenziert anspricht:

Erste Anforderung: Präzision
- eine Aufgabe möglichst präzise bewältigen.

Zweite Anforderung: Zeitdruck
- eine Aufgabe unter Zeitdruck bewältigen.

Dritte Anforderung: Komplexität
- eine sehr komplexe Aufgabe bewältigen.

Diese drei verschiedenen Anforderungen werden bei Multi-Tasking-Aufgaben jeweils unterschiedlich stark herausgefordert.

Dies wird an einem Beispiel aus dem Alltag, dem Einkaufengehen, deutlich:

Wenn ein älterer Mensch in einem Einkaufszentrum einkaufen gehen will, so muss er z. B. auf einen optischen Reiz (Rolltreppe) den nächsten Schritt sehr präzise setzen **(Präzisionsdruck)**, oder er hat bei der Gleichgewichtskontrolle größere Probleme.

Wenn der ältere Mensch nun von der Rolltreppe runtergehen will, so wird hier die **Anforderung unter Zeitdruck** deutlicher. Er muss in einem bestimmten Zeitfenster den Schritt von der Rolltreppe machen, sonst ist seine Gleichgewichtskontrolle gefährdet und die ersten Schritte auf dem Boden sind mehr als unsicher.

Wenn sich im Einkaufszentrum nun viele Menschen bewegen, dann kann es sein, dass der ältere Mensch angerempelt wird (taktiler Reiz) und nun unter **Zeitdruck** sein Gleichgewicht wiederherstellen muss.

Auf dem Weg nach Hause, mit Einkaufstaschen bepackt (taktiler Reiz), kommt jetzt von hinten ein Fahrradfahrer und klingelt (akustischer Reiz) und der ältere Mensch muss, auch jetzt wieder unter Zeitdruck, zur richtigen Seite (Präzisionsdruck) ausweichen. Ermüdet nach dem Einkaufen und mit Taschen bepackt und eventuell noch auf einem unebenen Bürgersteig, stellt diese Bewegungsaufgabe jetzt eine hohe Anforderung **(Komplexitätsdruck)** für den älteren Menschen bei einer Alltagstätigkeit dar.

Bei diesem Beispiel wird auch die Interaktion zwischen allen drei Bereichen – Individuum, Umwelt, Aufgabe – deutlich. Die **Umweltanforderungen** werden hier durch den unebenen Bürgersteig oder vielleicht noch Sonnenschein aufgezeigt, beim **Individuum** können es die Faktoren Ermüdung oder auch Angst vor Stürzen sein, während im Bereich **Aufgaben** die Komplexität, der Zeit- und der Präzisionsdruck (Rolltreppe) dargestellt wurden.

Dieses einfache Beispiel macht deutlich, welche Anforderungen an die Gleichgewichtskontrolle gestellt werden. Der ältere Mensch mit ersten Einschränkungen (physisch, kognitiv, ...) kann diesen Anforderungen dauerhaft nur gerecht werden, wenn wir ihn dabei im Training unterstützen.

Beispiele für Multi-Tasking-Aufgaben mit hohen Anforderungen an die Komplexität sind zum Beispiel:

- Gehen zur Musik im Rhythmus mit verschiedenen Armbewegungen oder mit speziellen Fingerkoordinationsbewegungen.
- Kreistänze.
- Jeder Teilnehmer hat auf dem Rücken einen Zettel mit dem Namen einer Persönlichkeit aufgeklebt. In Kleingruppen soll nun beim Gehen jeder „seine Persönlichkeit" erfragen. Die anderen Kleingruppenmitglieder dürfen immer nur mit „Ja" oder „Nein" antworten.

Beispiele für Multi-Tasking-Aufgaben mit hohen Anforderungen an die Präzision sind zum Beispiel:

1. Schattengehen: Zwei Personen gehen hintereinander. Der Hintere folgt allen Bewegungen des Vorderen.
2. Liniengehen: Die Teilnehmer bewegen sich in einer Halle nur auf den Linien mit verschiedenen Zusatzaufgaben.
3. Figur nachbauen: Zu zweit zusammengehen. Einer der Partner formt aus dem Körper des anderen eine Figur. Kurz in dieser Position verharren. Nach einer kurzen Erholungsphase soll der zweite Partner die gleiche Position selbstständig wieder einnehmen. Es ist wichtig, dabei auf die Winkelstellungen der Gelenke sowie auf die genaue Position der Extremitäten zu achten.

5.4 Spielformen

Die genannten Differenzierungen des Multi-Tasking-Trainings sollten auf die folgenden Beispiele und Spielformen angewendet werden:

a) Kennenlernspiel

Erster Teil: Alle Teilnehmer gehen zu einer Musik durch den Raum. Wenn sich zwei Teilnehmer begegnen, nicken sie sich gegenseitig zu. Weitere Aufgaben: Sie klatschen ihre Hände gegeneinander, sie verbeugen sich voreinander, sie knicksen vor dem anderen usw.

Zweiter Teil: Die Teilnehmer gehen zur Musik durch den Raum. Bei Musikstopp geben sie einem Partner die rechte Hand und stellen sich gegenseitig vor. Dabei stehen sie auf dem linken Bein.

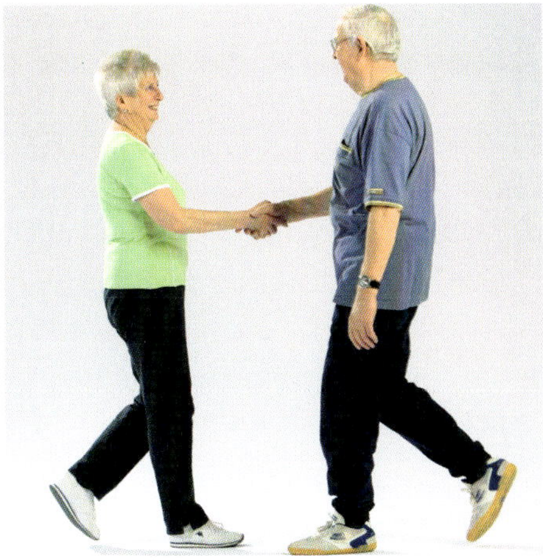

Dritter Teil: Die Teilnehmer gehen zur Musik durch den Raum. Bei Musikstopp geben sie einem Partner die rechte (linke) Hand und nennen gegenseitig den Namen des Partners. Dabei stehen sie auf dem rechten (linken) Bein.

Hinweis für den Trainer

Die drei Teile dieses Kennenlernspiels bauen aufeinander auf. Es beginnt einfach, wird im zweiten Teil schwieriger und im dritten Teil noch einmal deutlich schwieriger. Der Kursleiter sollte je nach geistiger und körperlicher Leistungsfähigkeit der Teilnehmer entscheiden, ob er den dritten Teil durchführt oder nicht. Es ist sinnvoll, den dritten Teil nicht durchzuführen, wenn der Kursleiter glaubt, dass dadurch die Teilnehmer überfordert sind.

b) Schattenlaufen als Partnerübung

Die Teilnehmer bilden Paare. Die beiden sollen (auf Musik) hintereinander herlaufen.

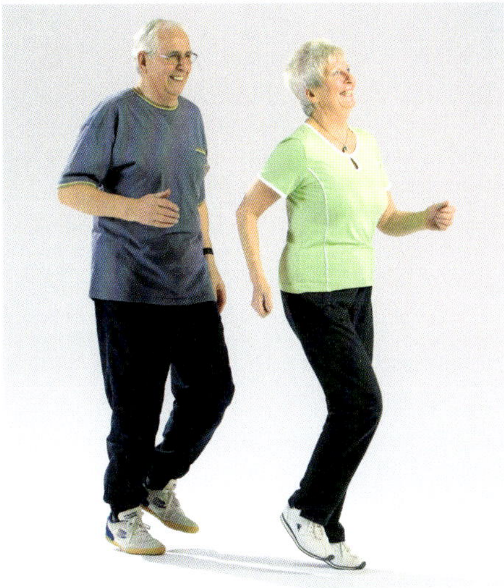

Auf Ansage der Zahlen (Nr. 1, Nr. 2, Nr. 3) müssen festgelegte Aufgaben erfüllt werden:

Nummer 1: Ein Richtungswechsel der Partner um 180°.

Nummer 2: Eine Kniebeuge mit leichten Wippbewegungen in dieser Position.

Nummer 3: Die hintere Person soll die vordere Person überholen.

c) Schattenlaufen mit Zusatzanforderung

Schattenlaufen wie oben. Nur mit der folgenden Zusatzanforderung: Wird nur eine Zahl ohne den Zusatz „Nummer“ vom Kursleiter gerufen, sollen die Teilnehmer Kleingruppen mit der Anzahl der Personen bilden, die gerufen worden ist. Also: Acht bedeutet, dass sich Achtergruppen bilden sollen.

d) Gehen durch den Raum in unterschiedlichen Körperhaltungen

Die Teilnehmer sollen (auf Musik) durch den Raum gehen und dabei verschiedene Gehformen ausprobieren und auch Stimmungen ausdrücken.

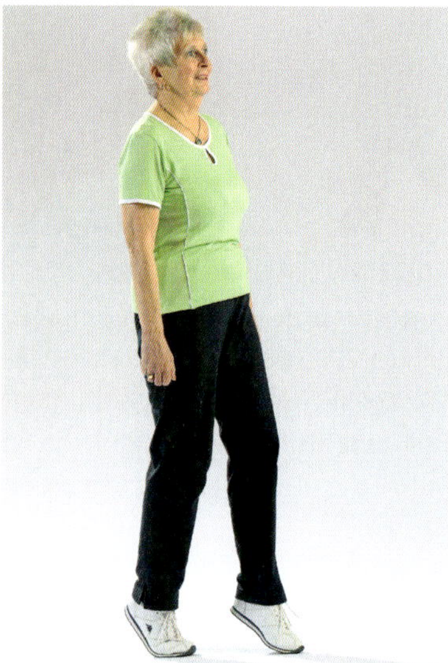

- Gehen auf den Fußspitzen,
- Fersenlaufen,
- beim Gehen die Füße bewusst abrollen – von den Fersen, über die Fußaußenkante, den Kleinzehenballen und den Großzehenballen; von dort hoch nach oben abdrücken,
- Freude ausdrücken,
- Hektik ausdrücken,
- lässiges Schlendern,
- Traurigkeit ausdrücken,
- Schüchternheit ausdrücken und
- Selbstbewusstsein ausdrücken.

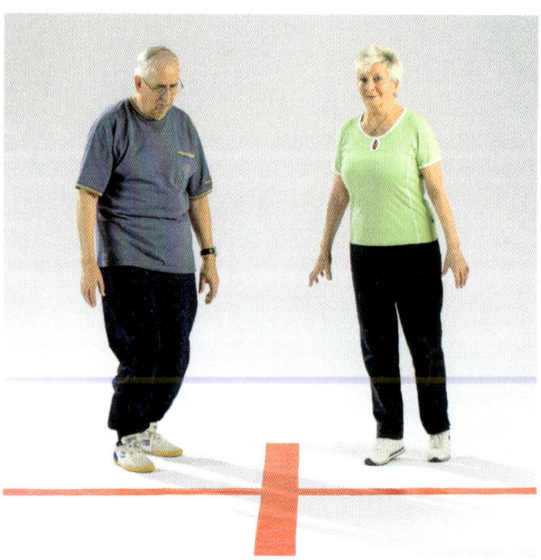

e) Gehen mit verschiedenen Geschwindigkeiten

Der Übungsleiter legt ein großes Kreuz aus elastischen Übungsbändern in der Hallenmitte auf den Boden. Dadurch bilden sich vier Hallenviertel. Jedem Hallenviertel dieses Kreuzes wird eine bestimmte Gehform bzw. Gehgeschwindigkeit zugeordnet.

Erstes Viertel: Langsames Gehen mit betont langsamen Schritten.

Zweites Viertel: Schlendern, das heißt Gehen mit geringer Körperspannung, mit hängenden Armen und schlurfenden Schritten.

Drittes Viertel: Hektisches Gehen, das heißt kurze, betont schnelle Schritte, hohe Körperspannung.

Viertes Viertel: Woggeln, das heißt kurze Laufschritte mit kurzer Flugphase, die Füße leise aufsetzen und bewusst abrollen.

Alle Teilnehmer bewegen sich (auf Musik) durch den Raum. Wenn ein Teilnehmer ein bestimmtes Viertel betritt, passt er sich in seiner Gehform der vorher diesem Viertel zugeordneten Bewegungsweise an.

Wenn der Übungsleiter das Gefühl hat, dass die Teilnehmer mit dieser Übungsvariante gut klarkommen und in der Lage sind, auch eine größere Herausforderung zu bewältigen, können zusätzlich zu den oben genannten Aufgaben alle Gehbewegungen diagonal oder rückwärts ausgeführt werden.

f) Spiel Roboter und Steuermann

Dieses Spiel kann mit Musik durchgeführt werden. Die Teilnehmer gehen zu zweit zusammen. Ein Partner ist der Roboter, der andere der Steuermann.

Der Roboter hat folgende Bedienungselemente:
1 x mit beiden Händen auf die Schulter klopfen = Start
2 x klopfen = stopp
1 x rechts klopfen = 90°-Drehung nach rechts
1 x links klopfen = 90°-Drehung nach links

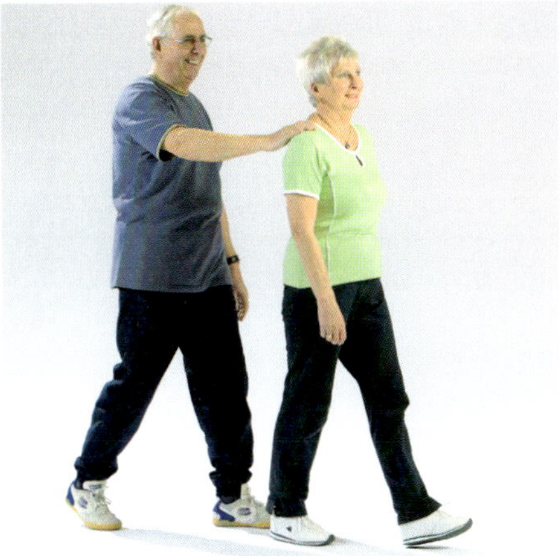

Nach etwa 5 min Spieldauer werden die „Rollen" getauscht.
Falls die Teilnehmer die o. g. Aufgabe gut schaffen, können die folgenden Zusatzaufgaben gestellt werden:

- Der Roboter schließt die Augen und versucht, mit geschlossenen Augen, wie oben angegeben, zu reagieren.
- Die Teilnehmer gehen zu dritt zusammen, es gibt einen Steuermann und zwei Roboter.

g) Spiel „Roboter und Steuermann" mit der Zusatzanforderung „Fotos machen"

Das Spiel wird, wie oben beschrieben, durchgeführt. Einige Minuten lang.

Danach kommt folgende zusätzliche Anforderung hinzu: Der Roboter läuft mit geschlossenen Augen und hat eine „Belichtungszeit" (Augen kurz öffnen), in der er innerhalb von 2 min 3-4 „Fotos" machen kann. Das bedeutet: Er merkt sich, was er in dem Moment, während er die Augen öffnet, genau sieht. Später sollen die Roboter die Reihenfolge der „Fotos", das heißt der Momentaufnahmen, nennen können.

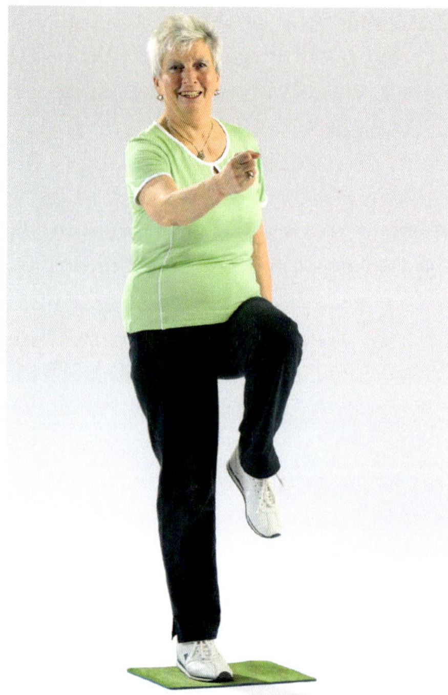

h) Step Aerobic auf einer Teppichfliese im Viervierteltakt

Durchführung von einfachen Step-Aerobic-Schritten auf dem Boden, das heißt ohne Erhöhung, zum Beispiel auf einer Teppichfliese. Falls keine Teppichfliesen vorhanden sind, ist es auch möglich, die Schritte auf einer dünnen Matte oder schlicht auf dem Boden durchzuführen. Es wird eine rhythmische Musik im Viervierteltakt benötigt, die maximal 120 bpm (beats per minute = Schläge pro Minute) schnell ist. Die einzelnen Schritte werden zunächst 1 x einzeln geübt und dann zu einer kleinen Kombination zusammengefasst.

Takt 1-8 = Die rechte und die linke Fußspitze tippen im Wechsel auf die Fliese: rechts, links, rechts, links, rechts, links, rechts, links.

Takt 9-6 = 2 x *Basisschritt* rechts: rechts vor, links vor, rechts zurück, links zurück.

Takt 17-24 = 2 x *V-Schritt* rechts: Rechten Fuß breit nach rechts außen aufsetzen, linken Fuß breit nach links außen, rechts geht eng zurück, links eng zurück (wie ein V).

Takt 25-32 = 2 x *Kneelift* (Knieheben): 1 x rechts, 1 x links: rechter Fuß vor, linkes Knie nach oben anheben, linken Fuß zurücksetzen, rechten Fuß zurücksetzen. Linker Fuß vor, rechtes Knie anheben, rechten Fuß zurücksetzen, linken Fuß zurücksetzen.

Wenn die Teilnehmer das umsetzen können, wird die Kombination, mit dem linken Fuß beginnend, durchgeführt:

8 x tippt die Fußspitze vorn auf, links beginnt.
2 x *Basisschritt* links: Links vor, rechts vor, links rück, rechts rück.
2 x *V-Schritt* links.
2 x *Kneelift* links und rechts.

i) Bäumchen, Bäumchen, wechsle dich

Benötigtes Material: Pro Teilnehmer eine Teppichfliese (alternativ Matte), eventuell Musik im Gehtempo.

Die Teilnehmer stehen jeweils auf einer Teppichfliese in Kreisaufstellung, der Übungsleiter steht ohne Fliese in der Mitte. Der Übungsleiter sagt: „Bäumchen, Bäumchen, wechsel dich!“ Jetzt müssen sich alle Teilnehmer eine neue Fliese suchen, einschließlich des Übungsleiters. Einer bleibt übrig, das Spiel beginnt erneut, der „Übriggebliebene“ scheidet nicht aus. Er macht immer wieder mit.

Hinweis für den Kursleiter

Der Kursleiter sollte darauf achten, dass Frühstarts vermieden werden.

j) Mattenlaufen

Benötigtes Material: Pro Teilnehmer eine Matte, Musikanlage, Musik im Gehtempo.

Die Matten liegen in der Halle verteilt auf dem Boden. Zu einer rhythmischen Musik im Gehtempo gehen die Teilnehmer durch die Halle. Bei Musikstopp sucht sich jeder Teilnehmer eine Matte und speichert diese Matte in seinem Kopf als „Matte 1“ ab.

Beim nächsten Durchgang suchen sich die Teilnehmer bei Musikstopp eine neue Matte und speichern diese im Kopf als „Matte 2“ ab. Beim dritten Durchgang müssen die Teilnehmer beim Musikstopp ihre „Matte 1“ wiederfinden. Beim vierten Durchgang müssen die Teilnehmer bei Musikstopp ihre „Matte 2“ wiederfinden.

Dann wird die Schwierigkeit noch einmal gesteigert: Im fünften Durchgang suchen sich die Teilnehmer eine neue Matte und speichern diese im Kopf als ihre „Matte 3“ ab. Sechster Durchgang: „Matte 1“ wiederfinden, siebter Durchgang: „Matte 2“ wiederfinden, achter Durchgang „Matte 3“ wiederfinden.

Hinweis für den Kursleiter

In diesem Spiel geht es darum, Anforderungen an das Gedächtnis, an schnelles Reagieren und an Bewegung zu kombinieren. Es geht darum, sich unter Zeitdruck schnell zu erinnern und angemessen motorisch zu reagieren. Für die selbstständige Lebensführung im Laufe des Älterwerdens ist es wichtig, dass solche Herausforderungen bewältigt werden können. Dies wird mit dem Spiel trainiert.

Wenn die Kursteilnehmer sicher und schnell genug sind, können Sie das Spiel noch einmal erweitern:

Eine vierte Matte wird zunächst gesucht und dann werden die Teilnehmer jeweils, wenn die Musik stoppt, aufgefordert, die erste Matte, die zweite Matte, die dritte Matte und dann die vierte Matte wiederzufinden. Das Spiel kann beliebig, je nach Leistungsfähigkeit der Teilnehmer, erweitert werden.

k) Das Weltraumspiel

Benötigte Materialien: Ein weicher Ball (Softball).

Alle Teilnehmer stehen im Kreis. Einer hat den Ball in den Händen, die anderen heben ihre Arme vor dem Körper bis auf Höhe der Schultern an. Der Erste wirft den Ball einem zweiten Teilnehmer zu, dieser darf die Arme dann herunternehmen. Der Zweite wiederum wirft den Ball einem Dritten zu usw., bis alle den Ball 1 x hatten und die Arme entsprechend unten haben. Dabei sollte der Ball kreuz und quer innerhalb des Kreises herumwandern.

Herausforderung: Alle Teilnehmer müssen sich merken, von wem sie den Ball bekommen und wohin sie ihn geworfen haben, denn sie müssen nun auf dem „Rückweg" diesen Ballweg exakt rückwärts nachvollziehen. Zu Beginn des Rückwegs haben alle Mitspieler ihre Arme wiederum bis auf Schulterhöhe angehoben.

Hinweis für den Kursleiter:

Ziel des Spiels ist die Verknüpfung von Gedächtnis, Reaktion und richtiger motorischer Bewegungsantwort.

l) Das Weltraumspiel mit Positionswechsel

Benötigte Materialien: Ein weicher Ball (Softball).

Durchführung wie oben beschrieben, nun kommt eine zusätzliche Anforderung hinzu: Die Teilnehmer gehen dem Ball hinterher. Das bedeutet, sie folgen dem

Wurfweg des Balls, sowohl auf dem Hinweg des Balls vom ersten zum letzten Teilnehmer als auch auf dem Ballrückweg vom letzten zum ersten Teilnehmer zurück.

Alle Teilnehmer stehen im Kreis. Einer hat den Ball in den Händen, die anderen heben ihre Arme vor dem Körper bis auf Höhe der Schultern an. Der Erste wirft den Ball einem zweiten Teilnehmer zu und geht dem Ball gleich hinterher. Dieser darf die Arme dann herunternehmen. Der Zweite wiederum wirft den Ball einem Dritten zu und geht an die Position desjenigen, zu dem er geworfen hat usw., bis alle den Ball 1 x hatten, die Arme entsprechend unten haben und ihre Position gewechselt haben. Dabei sollte der Ball kreuz und quer innerhalb des Kreises herumwandern.

Dann geht's rückwärts zurück: Der letzte Teilnehmer wirft dem vorletzten Teilnehmer den Ball zu und geht dem Ball hinterher auf seine „alte" Position zurück, usw., bis alle Teilnehmer wieder auf ihrer ursprünglichen Position stehen. Alle Teilnehmer müssen sich merken, von wem sie den Ball bekommen und wohin sie ihn geworfen haben, denn sie müssen nun auf dem „Rückweg" diesen Ballweg exakt rückwärts nachvollziehen.

Hinweis für den Kursleiter

Ziel des Spiels ist die Verknüpfung von Gedächtnis, Reaktion und richtiger motorischer Bewegungsantwort.

6

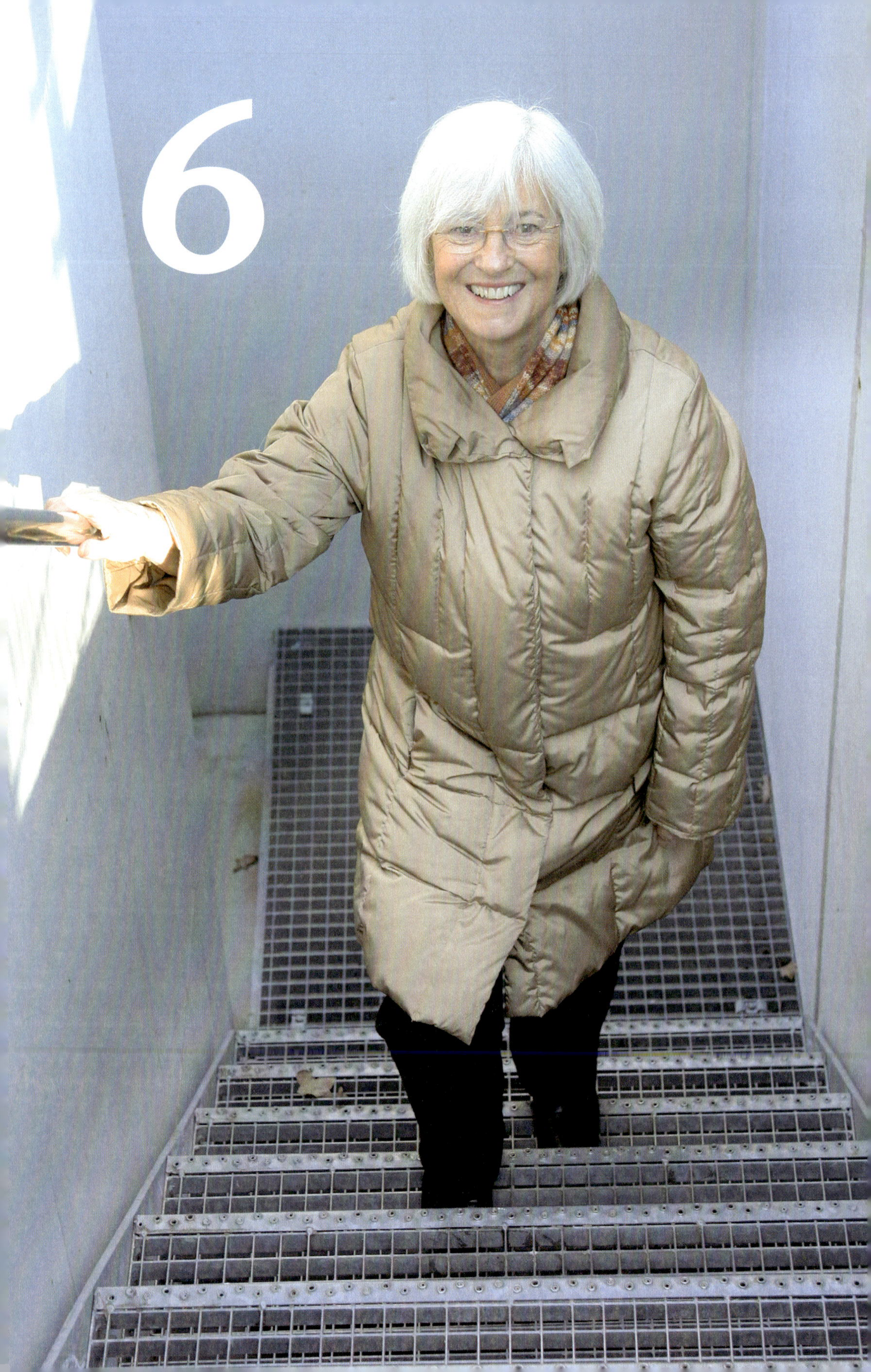

6 Angst vor Stürzen

Bei älteren Menschen ist die Angst, zu stürzen, oft riesengroß, vor allem dann, wenn sie die Erfahrung eines Sturzes mit eventuell negativen Folgen, wie einer Verletzung, bereits einmal gemacht haben. Sie befürchten, durch die Verletzungen des Sturzes ihre Selbstständigkeit zu verlieren. Wirklich unrealistisch sind diese Befürchtungen nicht, denn tatsächlich erleiden Jahr für Jahr ca. 125.000 ältere Menschen durch einen Sturz einen Oberschenkelhalsbruch. Nach dem Bruch ist mehr als 50 % der Gefallenen in ihrer Beweglichkeit eingeschränkt, 20 % wird ständig pflegebedürftig.

Doch diese Angst, zu stürzen, hat negative Folgen und führt oft in eine abwärts gerichtete Spirale: Man versucht, den nächsten Sturz zu vermeiden, wird unsicherer und schränkt sich sogar bei alltäglichen Bewegungen ein, um einem erneuten Sturz aus dem Weg zu gehen. Dieses Verhalten wiederum führt dazu, dass Fähigkeiten und Funktionen noch schneller abgebaut werden, da sie nicht mehr trainiert werden. Es kann zu einem Verlust von Selbstvertrauen kommen und zu einer verminderten Teilnahme am sozialen Leben führen, wenn man aus Angst vor Stürzen Einladungen absagt, da man Angst z. B. vor der Theatertreppe hat. Die nachfolgende Abbildung verdeutlicht diese negative Kettenreaktion.

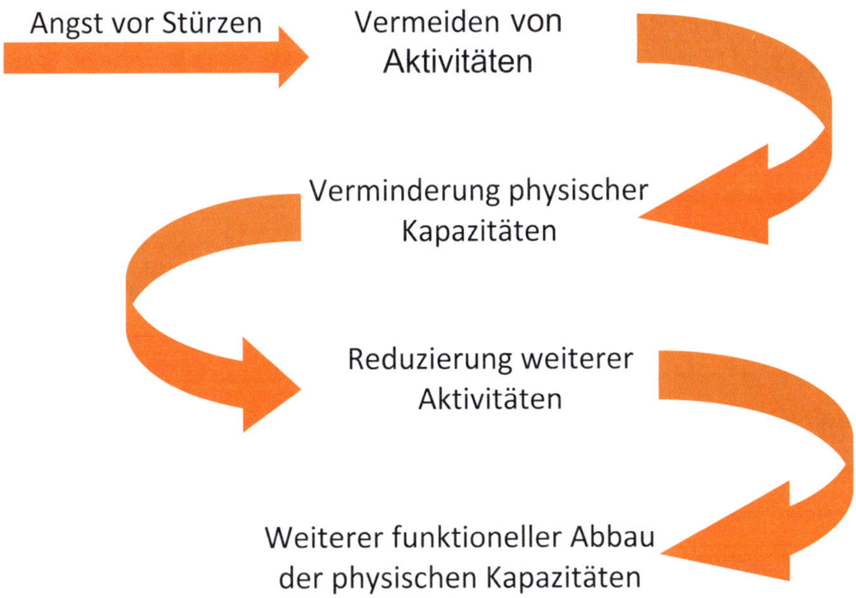

Abb. 2: Die Kettenreaktion bei der Entwicklung von Sturzangst

Die Forschung hat gezeigt, dass – unabhängig von einer Sturzerfahrung – bis zu 65 % aller Menschen über 65 Jahren Angst vor Stürzen hat. Bei Menschen, die schon einmal gestürzt sind, steigt der Anteil auf bis zu 92 %. Einerseits kann die Angst vor Stürzen eine normale und vorbeugende Strategie sein, um weitere Stürze zu verhindern. Ein gewisses Maß an Furcht oder Angst kann also durchaus ein Schutz sein. Zum Beispiel in der folgenden Situation: Die Angst kann verhindern, dass man nicht ohne Nachdenken auf einen Hocker steigt, um schnell etwas aus dem Schrank zu holen. Stattdessen sagt der persönliche „Angstschutzengel": „Hole bitte die Leiter und steige sicher hoch und runter!" Doch auf der anderen Seite kann eine nicht angepasste Angst vor Stürzen große negative Folgen haben und die oben beschriebene negative Kettenreaktion auslösen.

Angst hat ebenfalls negative Auswirkungen auf die Gleichgewichtskontrolle. Wenn man sich bewegt und dabei unter Angstgefühlen leidet, werden nicht nur die Muskeln aktiviert, die man für die Bewegung braucht, sondern zusätzlich die entsprechenden Gegenspieler – also die Antagonisten. Durch diese gleichzeitige Aktivierung der Antagonisten kommt es zu einer gestörten Gleichgewichtskontrolle.

Zusammengefasst kann man sagen:

- Angst kann sich sehr negativ auswirken, wenn sie dazu führt, dass man sich weniger bewegt und sich mehr zurückzieht.
- Angst kann aber auch eine wichtige Schutzfunktion haben, die ältere Menschen davor bewahrt, sich in gefährliche Situationen zu begeben.

Da beide Seiten der Medaille „Zu viel und zu wenig Angst" negative Folgen und Auswirkungen auf das Sturzrisiko haben, ist es wichtig, dieses Phänomen in einem Sturzpräventionskurs zu thematisieren.

Dies kann durch folgende Maßnahmen erfolgen:

6.1 Auseinandersetzung mit der „Angst vor Stürzen"

Um mit den Teilnehmern die Angst vor Stürzen aufzuarbeiten, braucht es mehr als eine Gruppenstunde. Die Auseinandersetzung mit den eigenen Ängsten, die Entwicklung von Verhaltensänderungen und die Wiedergewinnung von Sicherheit ist so komplex, dass man dazu mehrere Stunden einplanen sollte. Diese Kurs- und Gruppenstunden sollten im Theorie-Praxis-Bezug vermittelt werden.

Die im Folgenden beschriebenen Stundeninhalte können anstelle des Gleichgewichtstrainings in die Übungsstunde integriert werden, da meist koordinative Fähigkeiten geübt werden.

Zuerst sollten mit den Teilnehmern Situationen erarbeitet werden, in denen sie sich unsicher fühlen. Die Erfahrung zeigt, dass häufig folgende Situationen genannt werden:

1. sich in Menschenmengen bewegen,
2. Treppen oder Steigungen hinuntergehen,
3. auf Rolltreppen steigen,
4. sich auf glattem Boden bewegen,
5. Gardinen auf- und abhängen.

Die entsprechende Frage zur Einleitung könnte sein: In welchen Situationen fühlen Sie sich unsicher oder unwohl? In welchen Situationen haben Sie Angst? Im ersten Schritt einer erfolgreichen Angstbewältigung sollte man sich bewusst machen, in welchen Situationen man Angst bekommt.

Der zweite Schritt ist die Frage: „Welche Gedanken kommen mir in den Kopf, wenn ich Angst habe? Wie reagiert mein Körper darauf?" Ziel ist es, dass die Teilnehmer die physischen Reaktionen des Körpers auf die psychischen Emotionen erkennen.

Der dritte Schritt zur Angstbewältigung ist, dass die Teilnehmer sich Gedanken darüber machen: „Wie kann ich die Situation entschärfen?" Hierbei werden Problemlösestrategien erarbeitet. Als Beispiel für die Treppen könnte der Gedanke lauten: „Ich mache langsam und lasse mich nicht ablenken!" oder: „Ich halte mich mit einer Hand fest, dann fühle ich mich auch nicht so unsicher!" oder: „Ich trainiere jetzt seit einiger Zeit im Bewegungskurs und habe meine Fähigkeiten schon verbessert. Wenn ich mich jetzt konzentriere, dann komme ich sicher die Treppe hinunter!" Die Gespräche sollen die Teilnehmer anregen, konkrete Verhaltensänderungen zu entwickeln und diese umzusetzen. Das stärkt die Sicherheit in konkreten Situationen. Im genannten Beispiel „Treppe" könnte die konkrete Verhaltensänderung so aussehen: „Ich steige Treppen so hinunter, dass dabei eine Hand frei ist!"

Für viele Übungsleiter ist es ungewohnt, solche Gespräche zu führen. Doch die Trainer müssen keine perfekten Lösungen präsentieren, denn im Gesprächskreis entwickeln sich die meisten Lösungsansätze oft von ganz allein durch den gemeinsamen Erfahrungsaustausch.

Übungsleiter können die Angst vor einem Sturz mit einer Ampel vergleichen. Ist die Ampel „Grün", hat man keine Angst. Das ist einerseits sehr gut. Auf der anderen Seite ist das Risiko zu stürzen hoch, weil man nicht aufpasst und mit seinen Gedanken woanders ist. Dabei wird schon mal schnell ein Bordstein übersehen und man landet unsanft auf dem Boden.

Ist die Ampel „Gelb", sind die meisten Menschen gut konzentriert und lenken die Aufmerksamkeit nicht auf zusätzliche Dinge. Wenn man einen Nagel in die Wand schlägt, ist es auch besser, dabei nicht locker zu plaudern. Wenn man sich nicht ausreichend auf Nagel und Hammer konzentriert, ist das Risiko, sich auf den Finger zu schlagen, zu groß.

Wenn die Ampel auf „Rot" steht, sollte der Teilnehmer überlegen: Handelt es sich um ein „Schutzrot"? Hilft es mir, nicht auf die oberste Leiterstufe zu steigen, um noch den einen Apfel vom Baum zu pflücken und dabei fast das Gleichgewicht zu verlieren? Oder ist es ein unrealistisches „Panikrot"? Dabei werden die eigenen Fähigkeiten und Funktionen zu Unrecht eingeschränkt.

6.2 Realistische Selbsteinschätzung

Diese Übung hilft, die eigenen Fähigkeiten richtig einzuschätzen:

Wie gut bin ich wirklich?
In einer Stunde wird ein Stationsbetrieb mit mehreren Stationen aufgebaut.

Station 1: Gangkorridore mit unterschiedlichen Breiten.
Station 2: Treppen mit unterschiedlichen Höhen aus Kästen oder Ähnlichem.
Station 3: Wege mit stabilem und instabilem Untergrund.
Station 4: Eine Gangstrecke (eventuell mit Handlauf) zum Vorwärts- und Rückwärtsgehen im Tandemwalk.
Station 5: Das Gleichgewicht halten auf stabilem und instabilem Untergrund mit Zeitmessung (vorab erfolgt eine persönliche Einschätzung, wie lange man das Gleichgewicht halten kann).

Aufgabe der Teilnehmer ist es, sich vor jeder Übung selbst einzuschätzen, wie schwer oder leicht die Aufgabe fällt. Nach der Durchführung wird dann eingeschätzt, wie schwer oder leicht die Aufgabe tatsächlich war. Optimal ist es, wenn die Teilnehmer die Einschätzung schriftlich auf einem Zettel notieren, damit sie es selbst schwarz auf weiß sehen können, wie oft die Einschätzung nicht mit der Realität übereinstimmt. Die gemachten Erfahrungen werden am Ende der Einheit in einem Stuhlkreis verbalisiert und besprochen.

6.3 Angstbesetzte Situationen nachstellen

Angstbesetzte Situationen können in der Turnhalle nachgestellt werden. Durch das Training dieser Herausforderungen können Ängste bewältigt und eine realistische Selbsteinschätzung entwickelt werden.

6.3.1 Sich in Menschenmengen bewegen

Die Teilnehmer werden in zwei Gruppen eingeteilt. Der Trainer lässt die Gruppe aufeinander zugehen und die Hallenseite tauschen (analog der Situation „Eine Fußgängerampel überqueren"). Dabei wird der „Kreuzungsbereich" seitlich immer weiter eingeengt. Um die Schwierigkeit zu steigern, kann die Zusatzaufgabe „Den entgegenkommenden Teilnehmer im Vorbeigehen grüßen" gestellt werden. In einem anschließenden Gesprächskreis bespricht der Übungsleiter mit den Teilnehmern unterschiedliche Bewältigungsstrategien bei der Lösung dieser Aufgabe.

6.3.2 Steigungen bewältigen

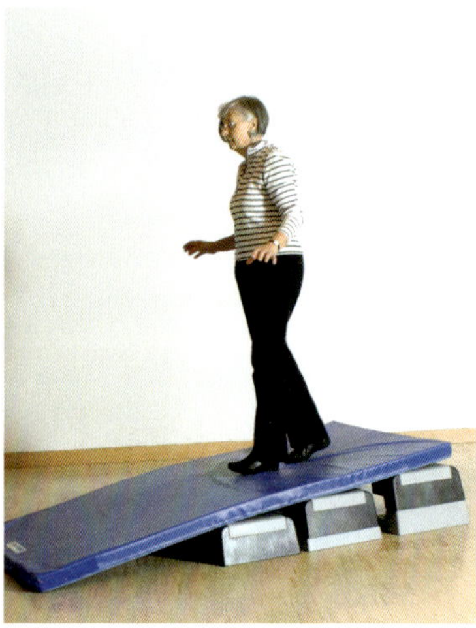

Die Situation „Steigungen bewältigen" kann mit Mattenschrägen in der Turnhalle nachgebaut werden. Die Teilnehmer steigen erst mit Hilfestellung über die Hindernisse, später allein, aber langsam, dann immer schneller werdend.

Im Anschluss an die Übung thematisiert der Übungsleiter gemeinsam mit den Teilnehmern, wie sich die Bewegungsausführung durch die emotionale Belastung verändert. Zum Beispiel werden häufig die Fäuste beim Gehen geballt oder zusätzliche Muskelgruppen angespannt. Das führt dazu, dass Gelenke blockiert werden oder sich der Körperschwerpunkt ungünstig verlagert.

6.3.3 Nach einem Sturz – wie können gestürzte Personen wieder aufstehen?

Trotz aller Bemühungen und Vorkehrungen können nicht alle Stürze vermieden werden. Viele ältere Menschen sind nach einem Sturz nicht in der Lage, selbstständig aufzustehen. Die Gründe für diese Unfähigkeit sind mögliche Verletzungen oder auch Panik. Als Folge können dann bei längerer Zeit ohne Hilfe am Boden Unterkühlung, Atemnot, Druckschmerzen, Dehydrierung bis hin zu Nierenversagen und der Tod eintreten. Deshalb sollte auch diese Fähigkeit im Sturzpräventionstraining geübt werden. Dadurch wird sich auch die Angst zu stürzen verringern, die wiederum ein Sturzrisiko darstellt.

6.3.4 Die Backward-Chaining-Methode

Bei der **„Backward-Chaining"-Methode** (Lernmethode mit umgekehrter Abfolge) lernt der ältere Mensch, sich mithilfe eines Stuhls auf den Boden zu legen und wieder aufzustehen. Die Bewegung wird in Teilschritten erlernt. In der ersten Einheit wird beispielsweise nur die Bewegungsfolge vom Stand bis zum Einbein-Kniestand geübt.

Dabei ist es wichtig, dass der ältere Mensch auch immer den „Weg zurück" findet und sich nicht überfordert fühlt. Sobald er diese Bewegungsabfolge sicher beherrscht, können weitere Teilschritte angehängt werden. Das Aufstehen vom Boden stellt die umgekehrte Bewegungsfolge des Hinlegens dar. Jede Teilbewegung wurde somit bereits beim Hinlegen geübt und das Aufstehen wird dadurch erleichtert. Das Aufstehen wird also nicht direkt vom Boden aus trainiert, sondern vom Stand. Das fällt vielen älteren Menschen leichter, da das sofortige Hinlegen auf den Boden für viele ältere Menschen mit unangenehmen Gefühlen verbunden ist. Ein zusätzlicher Vorteil dieser Methode ist, dass das wiederholte Training der Teilbewegungen trainingswirksame Belastungsreize für das Krafttraining der Oberschenkelmuskulatur beinhaltet.

6.3.5 Das Aufstehen üben (nach der Backward-Chaining-Methode)

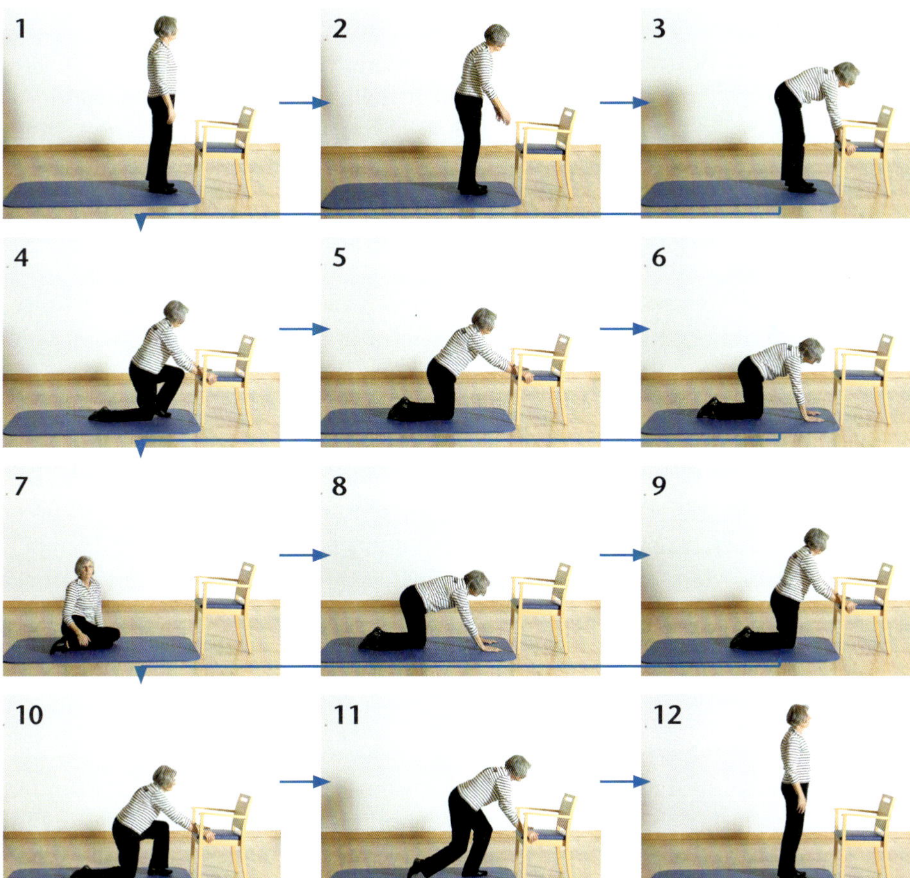

Wenn die Teilnehmer der Trainingsgruppe in der Lage sind, sich sicher und angstfrei auf den Boden zu legen, gibt dies dem Übungsleiter mehr Möglichkeiten im Training, Übungen im Liegen ins Programm einzubauen. Des Weiteren können Fortbewegungsmöglichkeiten, wie das Krabbeln, geübt werden. Falls der ältere Mensch nach einem Sturz nicht mehr aufstehen kann, ist es ihm mithilfe dieser Technik möglich, z. B. das Telefon zu erreichen.

6.3.6 Was kann man tun, wenn man nicht mehr aufstehen kann?

Aus den oben beschriebenen Konsequenzen, der Unfähigkeit, aufzustehen, ergeben sich Maßnahmen und Vorkehrungen in der Wohnung, die man mit älteren Menschen besprechen sollte. Wenn ein älterer Mensch gestürzt ist und nicht mehr aufstehen kann, sollten einige Dinge in erreichbarer Höhe sein. Das Telefon ist für ältere Menschen der Nabel zur Außenwelt. Darum sollte es möglichst auch vom Boden aus erreichbar sein. Möglicherweise kann auch eine Telefonanlage mit mehreren Anschlüssen installiert werden, wovon dann zumindest ein Anschluss vom Boden aus erreichbar sein sollte. Wenn der ältere Mensch nicht in der Lage ist, über das Telefon Hilfe zu holen, sollte er nach Hilfe rufen. Da anhaltendes Rufen sehr ermüdend sein kann, sollte man sich auf Momente beschränken, in denen es wahrscheinlich ist, dass man gehört wird (z. B. wenn man selbst einen Nachbarn hört). Auch über Klopfzeichen kann man sich bemerkbar machen. Dazu eignen sich besonders die Heizungsrohre. Solche Klopfzeichen müssen aber vorsorglich mit Nachbarn besprochen werden, sodass diese auch entsprechend reagieren. Auch innerhalb der Wohnung sollten Vorkehrungen gemacht werden für den Fall eines „Falls". Ein Holz- oder Metallgegenstand in der Nähe der Heizung ermöglicht weithin hörbare Klopfzeichen. Wasserflaschen auf dem Boden verhindern eine Dehydrierung. Decken und Kissen sollten vom Boden aus erreichbar sein, damit der Gestürzte sich bequem unterlagern und gegen Auskühlung schützen kann. Es sollte auch klargemacht werden, dass ein Teppich besser gegen Auskühlen und Druckschmerzen schützt als ein Kunststoff- oder Steinboden.

Zur erfolgreichen Umsetzung solcher Vorkehrungen gehört, dass sich die älteren Menschen der eigenen Gefährdung bewusst sind. Dies sollte ohne „Panikmache" in Gesprächen vorsichtig angebahnt werden. Als „Türöffner" für solche Gespräche, die nicht während der ersten Trainingseinheiten stattfinden sollten, hat sich das körperliche Training als problemassoziierte Maßnahme im Vorfeld bewährt.

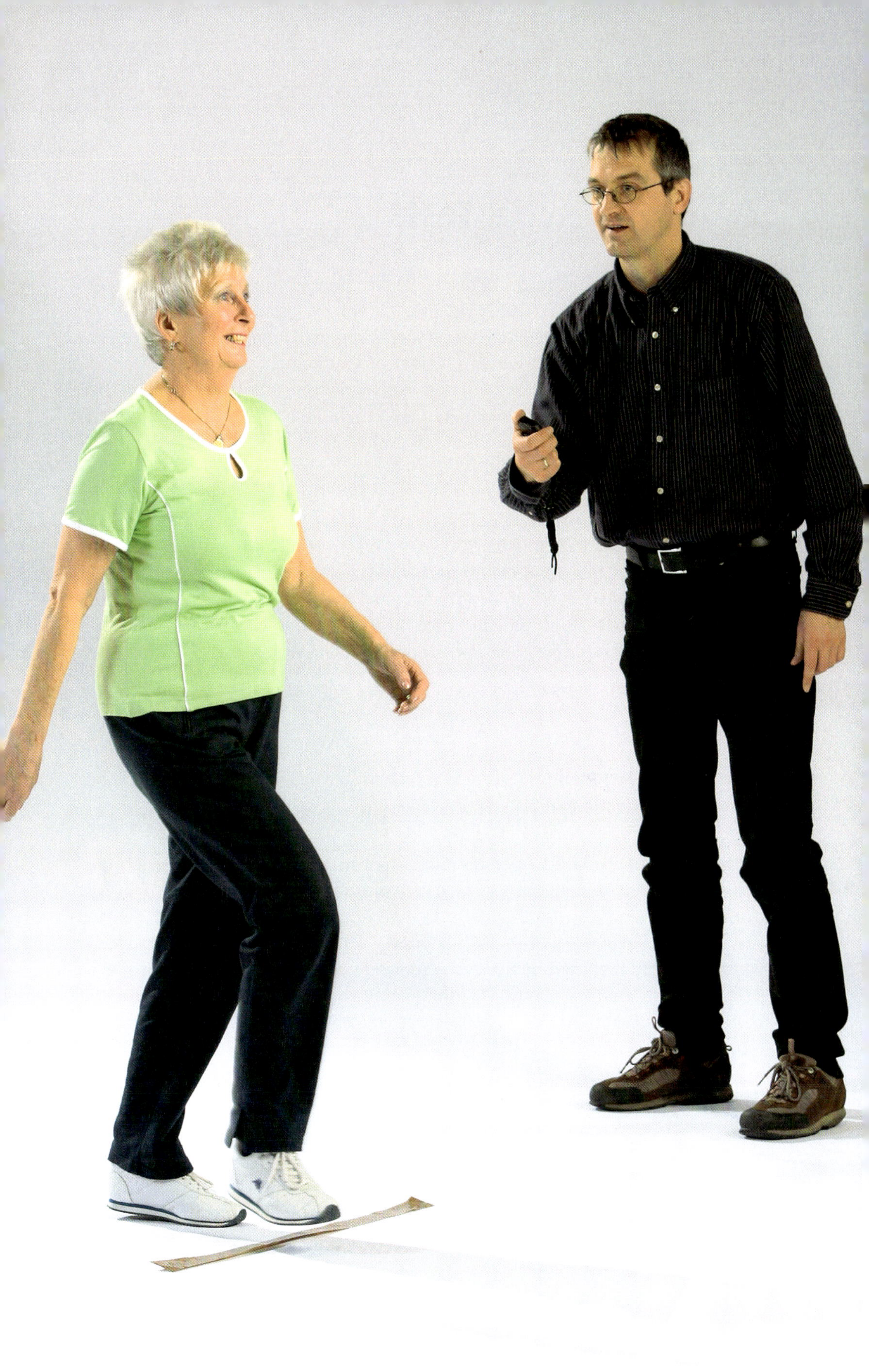

7 Motorische Tests

Um das Erreichen der gesetzten Ziele zu überprüfen, ist es notwendig, evaluierte Testverfahren einzusetzen, um Ergebnisse zu dokumentieren. Beruhend auf der Multikausalität von Stürzen, sollten dabei mehrere Dimensionen, motorische und psychische, abgedeckt werden. Leider gibt es keinen „goldenen" Standard bei den Messverfahren und es kann aus verschiedenen Tests ausgewählt werden. Wichtig ist, die Erkenntnisse nicht nur auf einen Test zu stützen, sondern auf mindestens zwei oder drei der unten genannten Tests.

Im Folgenden werden sechs Untersuchungen beschrieben, die ein Übungsleiter durchführen kann, um den funktionellen Fortschritt der Teilnehmer zu dokumentieren und um individuelle Risiken zu erkennen. Die hieraus gewonnene Information wirkt bei den Teilnehmern meist sehr motivierend. Weiterhin erfährt der Übungsleiter, welche motorischen Funktionen noch verbessert werden können. Für die Durchführung der Untersuchungen werden eine Stoppuhr und ein Zollstock benötigt. Die angegebenen Grenzwerte sind Erfahrungswerte der Autoren.

7.1 Gleichgewicht im Stand (modifiziert nach Guralnik und Romberg)

Dieser Test gibt Auskunft über die Sicherheit im Stand. Er sollte vornehmlich bei schwächeren Teilnehmern angewandt werden, da der Stand für die etwas besseren Teilnehmer normalerweise keine Herausforderung darstellt. Bei dem Test soll der Teilnehmer in verschiedenen Positionen stehen. Alle Positionen werden dem Teilnehmer erklärt und gezeigt. Es wird erklärt, dass es das Ziel ist, jede der Positionen möglichst 10 s lang ohne Hilfe zu halten. Arme und Oberkörper dürfen während des Tests bewegt werden, aber die Zeit wird angehalten, wenn der Teilnehmer sich an einem Gegenstand oder am Untersucher festhält oder wenn ein Fuß versetzt wird. Der Untersucher steht dicht genug, um einen Sturz zu verhindern. Nach Erklärung und Demonstration der Position soll der Teilnehmer die Position einnehmen. Der Untersucher kann dabei helfen und den Teilnehmer bis zum Start der Zeitnahme sichern.

Jede Position wird nur 1 x getestet. Wiederholungen sind nur bei offensichtlichem Missverständnis erlaubt. Die Reihenfolge der Positionen ist wie folgt:

- Offener Stand: Der Teilnehmer steht bequem (etwa hüftbreit), mit den Fußspitzen auf einer Höhe.
- Geschlossener Stand: Die Fußinnenseiten berühren sich. Die Fußspitzen sind auf einer Höhe. Wenn diese Position, wegen Übergewicht, Ödemen, Kniedeformationen etc., nicht eingenommen werden kann, nimmt der Teilnehmer eine möglichst dichte Fußstellung ein und dies wird vermerkt.
- Semi-Tandem-Stand: Die Füße stehen leicht versetzt, sodass die Ferse des vorderen Fußes die Großzehe des hinteren Fußes an der Innenseite berührt. Der vordere Fuß wird vermerkt.
- Tandemstand: Ein Fuß steht direkt vor dem anderen. Der vordere Fuß wird vermerkt.
- Einbeinstand: Der Teilnehmer steht auf einem Bein. Das Standbein wird vermerkt. Der Teilnehmer kann auch mit dem anderen Bein einen Versuch unternehmen. Der bessere Versuch wird gewertet.

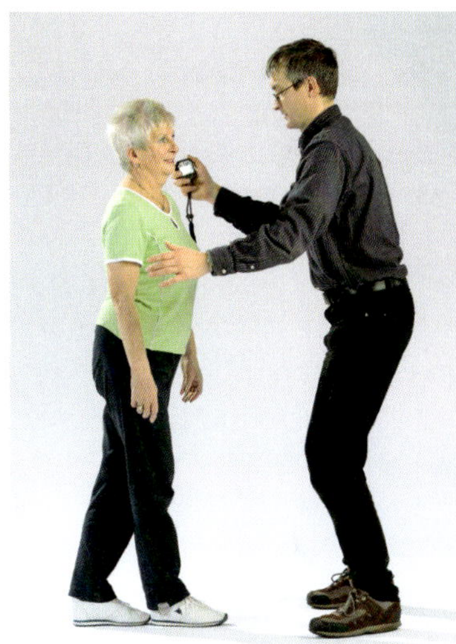

Die Zeitnahme erfolgt mit einer Stoppuhr. Nur wenn ein Proband eine Position 10 s lang ohne Hilfe halten kann, wird auch die nächstschwierigere Position getestet.

Bei dieser Untersuchung wird eine kritische Funktionsschwelle erreicht, wenn der Teilnehmer nicht in der Lage ist, 10 s im Semi-Tandem-Stand zu stehen.

7.2 Funktionelle Reichweite (Functional Reach)

Dieser Test gibt Auskunft über die Sicherheit im Stand bei gleichzeitiger Aktivität mit den Armen.

Der Teilnehmer steht bequem und aufrecht mit der Schulter des bevorzugten Arms dicht an einer Wand, ohne diese zu berühren. Er hebt den bevorzugten Arm bis zur Waagerechten und streckt die Hand bis in die Fingerspitzen. An der Wand wird nun ein Zollstock mit dem Nullpunkt an den Fingerspitzen in Verlängerung des Arms gegen die Wand gehalten. Der Teilnehmer wird aufgefordert, mit dem bevorzugten Arm so weit wie möglich nach vorne zu reichen, ohne das Gleichgewicht zu verlieren. (Die Fersen abheben und die Schulter verdrehen, ist

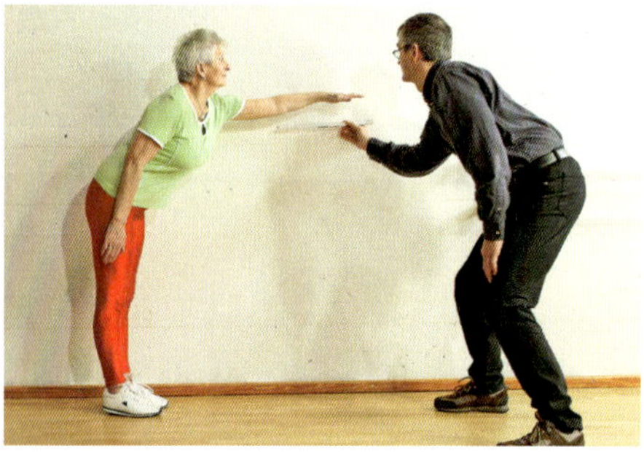

erlaubt; Schritt nach vorne und Kontakt an der Wand ist nicht erlaubt.) Der weitere von zwei Versuchen wird gewertet.

Bei dieser Untersuchung wird eine kritische Funktionsschwelle erreicht, wenn der Teilnehmer nicht in der Lage ist, die Fingerspitzen mindestens 25 cm nach vorne zu schieben.

7.3 Aufstehen vom Stuhl (Five-Chair-Rise)

Dieser Test gibt Auskunft über die koordinativen Fähigkeiten und die Kraft bei einer Basisfunktion.

Der Teilnehmer sitzt auf einem Stuhl mit Armlehnen. Der Rücken soll dabei angelehnt sein und die Füße sollen möglichst am Boden stehen. Der Teilnehmer wird aufgefordert, die Arme auf der Brust zu kreuzen und dann aufzustehen und sich wieder zu setzen. In der Standposition soll der ganze Körper aufrecht stehen; in der Sitzposition soll der Rücken die Rückenlehne berühren. Die Armlehnen sollen nach Möglichkeit nicht benutzt werden.

Falls dies unmöglich ist, darf der Teilnehmer auch die Armlehne benutzen. Die Benutzung dieser Hilfe wird vermerkt. Der Testablauf wird vom Untersucher selbst noch einmal erklärt und gezeigt. Der Teilnehmer wird nun aufgefordert, möglichst schnell 5 x hintereinander aufzustehen und sich wieder zu setzen. Der Test und die Zeitnahme beginnen nach Aufforderung des Untersuchers und enden mit der letzten Berührung des Teilnehmers an der Rückenlehne des Stuhls. Die Zeitnahme erfolgt mit einer Stoppuhr.

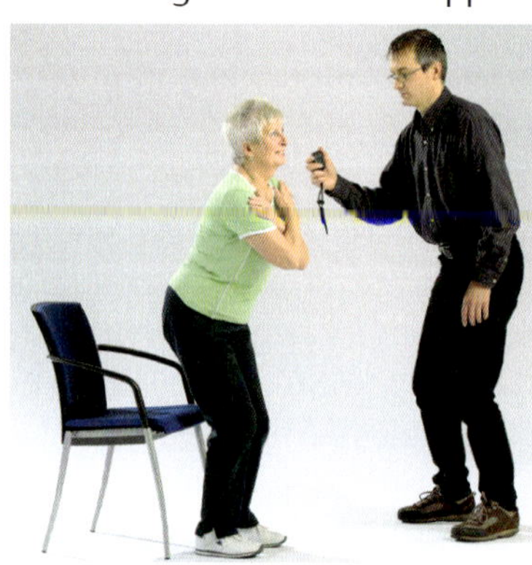

ACHTUNG: Stellen Sie den Stuhl nicht an eine Wand. Kopfverletzungsgefahr. Knien Sie vor dem Stuhl und halten Sie diesen mit einer Hand fest.

Bei dieser Untersuchung wird eine kritische Funktionsschwelle erreicht, wenn der Teilnehmer nicht in der Lage ist, in höchstens 15 s 5 x aufzustehen und sich wieder hinzusetzen, oder wenn er nicht ohne Benutzung der Armlehnen aufstehen kann.

7.4 Gehgeschwindigkeit

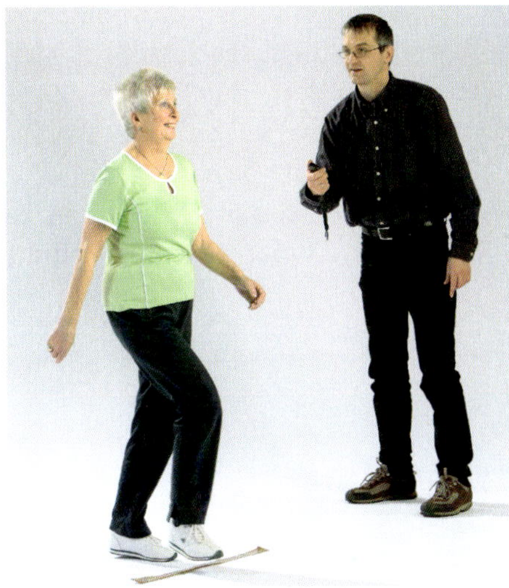

Der Teilnehmer wird aufgefordert, in seinem normalen Gehtempo zu gehen. Falls der Teilnehmer üblicherweise eine Gehhilfe benutzt, soll er sie auch während der Untersuchung benutzen. Die Art der Gehhilfe wird vermerkt. Die Messstrecke beträgt 10 m. Der Teilnehmer startet etwa 4 m vor der ersten Markierung und geht bis etwa 2 m hinter die zweite Markierung. Es werden zwei Messungen durchgeführt und der Durchschnittswert berechnet.

Bei dieser Untersuchung wird eine kritische Funktionsschwelle erreicht, wenn der Teilnehmer nicht in der Lage ist, die 10 m in 10 s zu gehen.

7.5 Maximale Schrittlänge

Dieser Test gibt Auskunft über die seitliche Stabilität und die Kraft bei einer Basisfunktion. Die Fähigkeit, einen großen Schritt zu setzen, braucht man oft bei der Wiedererlangung des Gleichgewichts nach einer Störung (z. B. Stolpern).

Auf dem Boden werden zwei Klebestreifen in Form eines „T" angebracht. Auf dem langen Streifen wird eine Zentimeterskalierung aufgezeichnet. Der Teilnehmer wird aufgefordert, einen großen Schritt nach vorne zu setzen, ohne sich festzuhalten. Der hintere Fuß hält während der Untersuchung immer Bodenkontakt, darf aber auf den Vorderfuß abrollen. Die Füße müssen dabei nicht in einer Linie gesetzt werden. Die Arme dürfen frei bewegt werden, dürfen aber keinen Halt ergreifen. Der vordere Fuß darf in mehreren Schritten zurückgesetzt werden. Die Aufforderung lautet: „Sie haben fünf Versuche, um einen möglichst großen Schritt zu setzen."

Der Test wird dem Teilnehmer demonstriert. Er hat jeweils zwei Versuche, um sein „besseres" Bein herauszufinden. Der Test wird dann nur mit dem Bein durchgeführt, mit dem der Proband sich sicherer fühlt.

Der Teilnehmer steht hüftbreit auf dem kurzen Klebestreifen. Der Fuß, mit dem er den Schritt setzt, steht direkt vor dem langen Streifen. Der Teilnehmer wird aufgefordert, den Fuß möglichst weit, aber sicher nach vorne auf den Klebestreifen zu setzen. Die Weite wird an der Fußspitze abgelesen (von Fußspitze zu Fußspitze). Es werden genau fünf Versuche durchgeführt. Ein Versuch, bei dem der Proband sich festhält, wird gemessen, aber als ungültig verzeichnet. Zielkriterium ist die durchschnittliche Weite der gültigen Versuche.

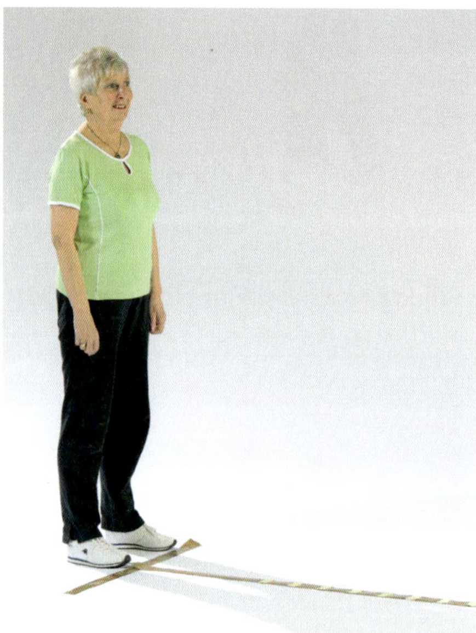

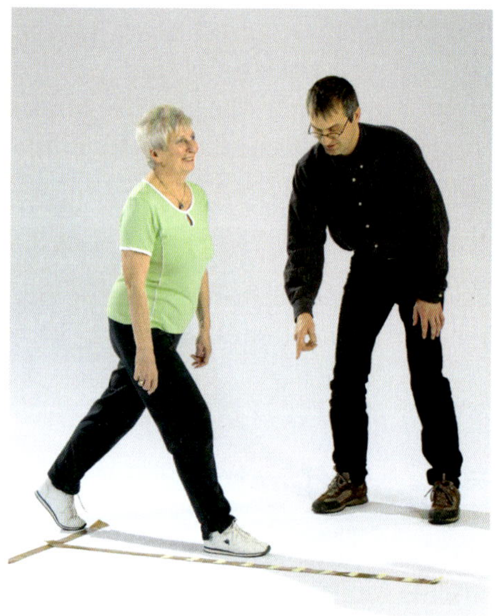

Bei dieser Untersuchung wird eine kritische Funktionsschwelle erreicht, wenn der Teilnehmer nicht in der Lage ist, den Schritt mindestens in einer Weite von 0,6 x seine Körpergröße zu setzen.

Sie rechnen also:

Körpergröße in cm x 0,6

Diese Zahl ergibt in cm die Schrittlänge, die mindestens erreicht werden sollte.

7.6 Kombinierter Aufsteh- und Gehtest (Timed-Up-and-Go)

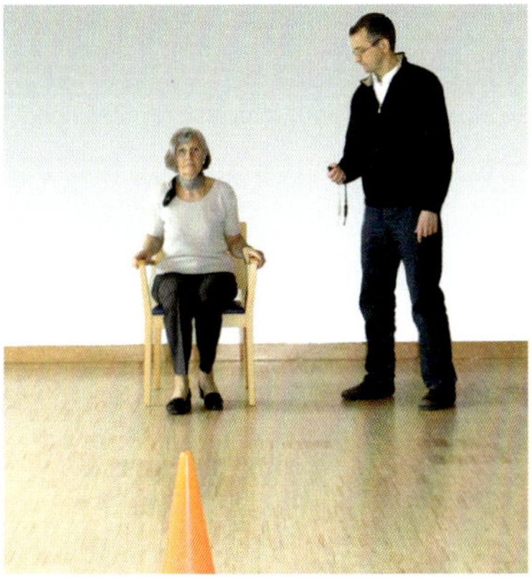

Über den Timed-Up-and-Go-Test erhält man Informationen über den Zustand der Mobilität des Probanden.

Der Teilnehmer sitzt auf einem Stuhl mit oder ohne Armlehne. Gegebenenfalls darf er ein Hilfsmittel (z. B. Stock) benutzen.

Nach Aufforderung soll der Proband aufstehen und mit seinem normalen Gehtempo 3 m gehen (bis zu einer Markierung oder Hütchen), dort um die Markierung herumlaufen, wieder zurück zum Stuhl gehen und sich dann wieder hinsetzen. Die benötigte Zeit wird in Sekunden notiert. Der Teilnehmer darf den Bewegungsablauf 1 x vor Beginn des eigentlichen Tests ausprobieren.

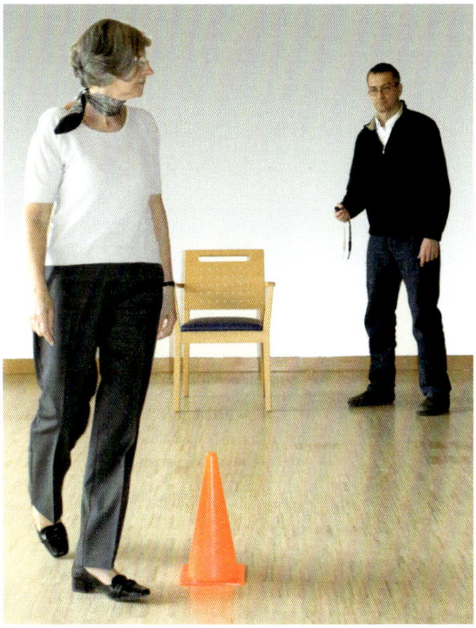

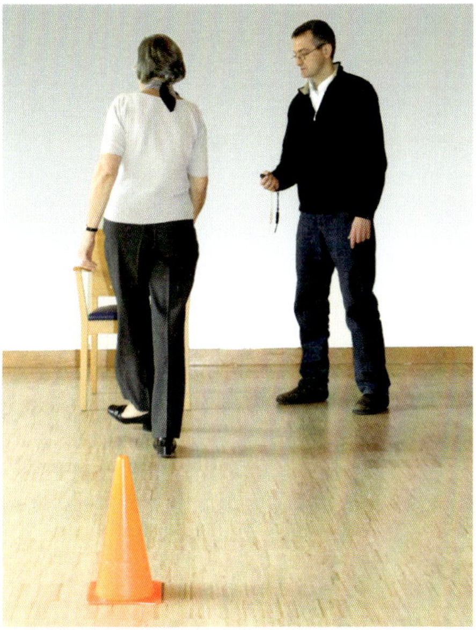

Der Test kann mit oder ohne Zusatzaufgaben durchgeführt werden. Eine Zusatzaufgabe kann z. B. sein, die Arme während des Tests über Kreuz vor die Brust zu nehmen. Dadurch wird das Aufstehen aus dem Stuhl und das Laufen deutlich erschwert.

7.7 Ergebnisinterpretation

Zeit unter 20 s

Benötigt der Proband weniger als 10 s für den Test, so ist er in seiner alltäglichen Mobilität vollständig unabhängig. Probanden, die 11-19 s brauchen, weisen eine Mobilitätseinschränkung auf, jedoch in der Regel ohne funktionelle Auswirkungen.

Zeit zwischen 20 und 29 s

Teilnehmer, die zwischen 20 und 29 s für den Test benötigen, weisen eine Mobilitätseinschränkung auf, die funktionelle Auswirkungen haben kann.

Zeit über 30 s

Bei Probanden, die länger als 30 s für die vorgeschriebene Strecke benötigen, liegt eine ausgeprägte Mobilitätseinschränkung vor, die in der Regel eine intensive Betreuung erforderlich macht.

Im Anhang finden Sie ein Formular, um die Durchführung der Untersuchungen zu vereinfachen. Sie können es als Kopiervorlage nutzen.

8

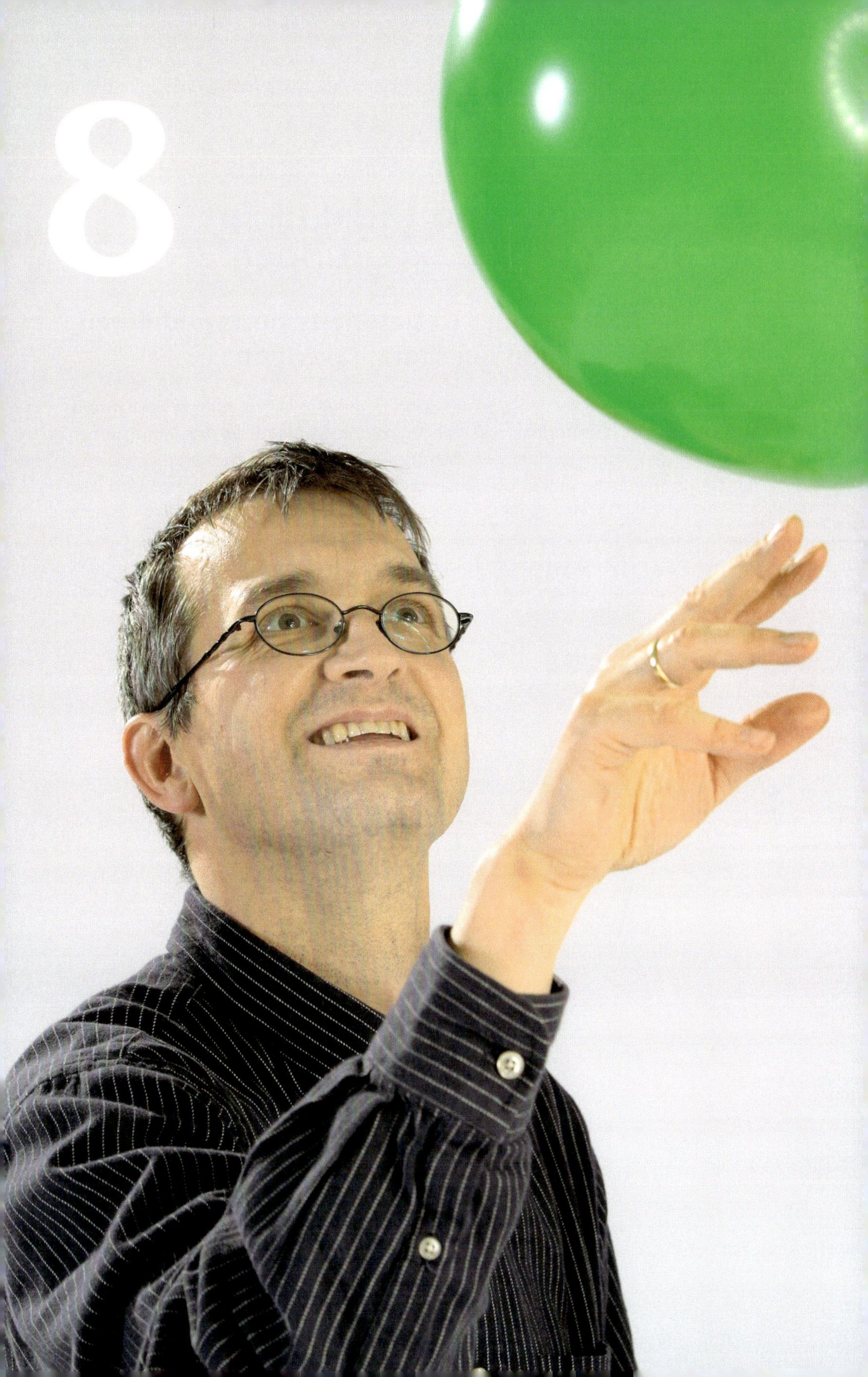

8 Methodik und Didaktik in Sturzprophylaxegruppen

8.1 Die Kernziele des Gesundheitssports und deren Vermittlung in der Sturzprävention

Die Kernphilosophie von Gesundheitssport beinhaltet ein ganzheitliches Gesundheitsverständnis. Gesundheit soll nicht durch die Vermeidung von Krankheit erreicht werden, sondern durch die komplexe Stärkung und Nutzung verschiedener Gesundheitsressourcen. Die Nutzung von physischen, psychischen und sozialen Potenzialen ist eine neue Qualität, die den Menschen helfen soll, alltägliche Belastungen und Anforderungen zu bewältigen und das eigene Wohlbefinden in die Hand zu nehmen. In Anlehnung an die allgemeinen Ziele von Gesundheitsförderung sind die sieben Kernziele von Gesundheitssport in diesem Modell anschaulich dargestellt.

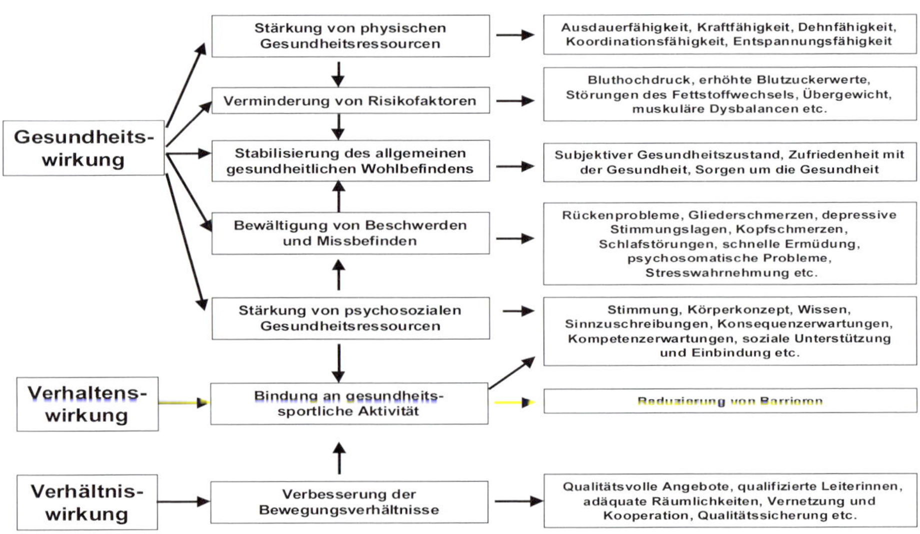

Abb. 3: Modell der Qualitäten von Gesundheitssport (Aus: Brehm W., Pahmeier I., Tiemann M., Ungerer-Röhrich U., Wagner P. & Bös K., 2002)

8.1.1 Anforderungen an den Übungsleiter

Die Stärkung der Kompetenzen und der Ressourcen der Teilnehmer ist also eine wichtige Grundlage des Unterrichtens – auch in Sturzprophylaxegruppen. Die damit verbundene Aktivierung der Teilnehmer soll durch die Vermittlung von Handlungs- und Effektwissen durch den Übungsleiter erreicht werden. Ein großer Anteil der jetzigen älteren Menschen kennt in einer Übungsstunde lediglich die Vermittlungsmethode „Vormachen – Nachmachen". Sie müssen deshalb vom Übungsleiter immer wieder behutsam in der Selbstinitiative mit abnehmender Hilfe unterstützt werden. Dieses „Sich selbst zurückzunehmen" und doch präsent zu sein, fällt vielen Übungsleitern erfahrungsgemäß schwer, da Übungsleiter dann das Gefühl bekommen, „gar nichts zu machen". Es ist aber für die Steigerung der Kompetenz der Gruppenmitglieder von großer Bedeutung, dass Freiräume in der Stundengestaltung mit eingebaut werden, in denen Wünsche und Fragen der Teilnehmer Platz haben und nicht nur die Devise „üben, üben, üben" vorherrscht.

Vom Übungsleiter hängt in einem sehr hohen Maße die Stimmung in der Gruppe ab. So kann bei der Ankündigung von Übungsteilen durch die Wortwahl eher Unter- oder Überforderung ausgelöst werden: Aussagen wie: „Die nächste Übung ist besonders schwierig!", kann bei den Teilnehmern im ersten Fall Ängste auslösen oder Barrieren aufbauen im Sinne: „Das schaffe ich ja doch nicht!" Im Gegensatz dazu kann die Aussage: „Die nächste Übung ist besonders einfach!", bei Teilnehmern mit einem hohen Selbstbewusstsein zu einer negativen Motivation führen, nach dem Motto: „Uff, wie langweilig ist das denn!", und damit zu einem Nachlassen der Konzentration führen und das Sturzrisiko letztendlich doch wieder erhöhen. Deshalb sollten neue Übungen so neutral wie möglich angekündigt werden und nur in Ausnahmesituationen und unter besonderer Zielsetzung eine Bewertung enthalten.

Weiterhin muss sich der Übungsleiter der Bedeutung bewusst sein, seine Teilnehmer in Bezug auf die Belastungsdosierung richtig einzuschätzen. Die Auswahl des Belastungsniveaus und das Tempo der progressiven Steigerung muss dem Trainings- und funktionellen Zustand der Gruppenmitglieder angepasst werden. Gerade bei Kursen zur Sturzprävention ist dies von enormer Bedeutung, soll doch das Sturzrisiko nicht durch das Training gesteigert werden. Die große Heterogenität bei den Gruppenmitgliedern in dieser Altersgruppe und die Schwankungen in der Tagesform erfordern ein hohes Differenzierungsvermögen bei den Übungsleitern. Deshalb sollte der Übungsleiter nicht nur eine starre Stundengestaltung vor Augen haben, sondern eine möglichst hohe Flexibilität mitbringen. Jeder Übungsleiter sollte in der Lage sein, entsprechende Übungen im Anforderungsprofil nach oben oder nach unten zu schrauben.

Der Übungsleiter sollte sich auch über die Erwartungshaltung und die möglichen individuellen Ziele der Teilnehmer informieren. Besonders in der Sturzprävention ist es wichtig, den Teilnehmern übersteigerte Zielerwartungen (wie z. B. „Nie wieder zu stürzen") zu nehmen. Aussagen der Teilnehmer wie: „Ich passe jetzt viel mehr beim Treppensteigen auf, dass ich eine Hand frei habe", kann der Übungsleiter im Laufe des Programms, in der Gruppendiskussion, positiv unterstützen und damit die Erwartungshaltung steuern. Um diese Zielerwartung zu erfassen, aber auch zu steuern, sind die Gruppendiskussionen in Form des *Blitzlichts* und in der ersten Einheit beim Kennenlernen wichtig.

Zusammenfassend ist als Anforderung an den Übungsleiter festzuhalten, dass ein hohes Maß an Selbstkompetenz, Sozialkompetenz, Sach- und Methodenkompetenz vorhanden sein muss, damit auf die Herausforderungen innerhalb eines Kursprogramms entsprechend reagiert werden kann. Besonders wichtig sind neben der Selbstkompetenz eben auch die Sach- (Bescheid zu wissen, worüber man spricht) und die Methodenkompetenz (Wie vermittle ich etwas? Wie mache ich es transparent und gebe Beispiele, die von den Betroffenen auch verstanden werden?).

Der Altersunterschied zwischen eventuell jüngeren Übungsleitern und älteren Gruppenmitgliedern darf nicht zu einer Kommunikation von oben führen. Eine jüngere Lehrperson kann zu einer Umkehrung der Generationsbeziehung werden und damit etwas Neues für die Teilnehmer bedeuten. Damit die Kommunikation zwischen den Generationen klappt, bedarf es der Toleranz auf beiden Seiten, wie z. B. genügend Zeit zum Antworten zu lassen, laut und deutlich zu sprechen, eventuell sein Sprechtempo zu drosseln.

8.1.2 Vermittlung von Handlungs- und Effektwissen

Das Gefühl und das Wissen, seine Gesundheit selbst positiv beeinflussen zu können, zum Beispiel über die Durchführung spezieller Übungen, hat nachweislich fördernde Auswirkungen auf die Gesunderhaltung der Menschen. Deshalb ist die Vermittlung von positiven Beeinflussungsmöglichkeiten – die physischen, psychischen und sozialen Faktoren – des Gesundheitszustandes ein Kernelement in der Gesundheitsförderung. Es geht auch darum, Verhalten zu verändern. Die Motivation zu möglichen Verhaltensänderungen wird beeinflusst durch die individuelle Wahrnehmung jedes Menschen in Bezug auf den Zusammenhang zwischen Gesundheit und Krankheit. Häufig sehen sich sturzgefährdete ältere Menschen z. B. überhaupt nicht als sturzgefährdet an und sind zu einer Verhaltensänderung nicht bereit: „Da ich doch gar nicht stürze ....."

Aktuell werden zwei Formen der Wissensvermittlung unterschieden, die dazu dienen, Verhalten durch eine Intervention oder durch spezielle Trainingsmaßnahmen zu verändern:

a) *Handlungswissen*
Damit ist die Vermittlung von Wissen gemeint, das in direktem Zusammenhang zur Sturzprävention steht. Dazu gehört die Vermittlung von Wissen zur richtigen Belastungsgestaltung (z. B. Borg-Skala, progressive Steigerung in der Trainingsintensität) oder auch Kenntnisse von empfohlenen Verhaltensweisen, zum Beispiel: „Nicht auf Stühle zu steigen" oder: „Nicht mit beiden Händen bepackt eine Kellertreppe hinauf zu gehen."

b) *Effektwissen*
Dazu gehört die Vermittlung von Wissen über die Wirkungen eines Trainings zur Prävention von Stürzen, wie zum Beispiel das Nachlassen der Kraftfähigkeit durch Bewegungsmangel im Alter und die Möglichkeit, dies durch die Durchführung spezieller Übungen zu verhindern. Weitere Beispiele sind der Einfluss von Angst auf das Sturzrisiko sowie die inaktivitätsbedingten Veränderungen des Gleichgewichts und des Gangs.

In der Vermittlung von Handlungs- und Effektwissen ist es wichtig, dass der Übungsleiter meistens zu einer „offenen" Fragestellung greift. Beim Erfragen von Effekten einer Übung ist es besser, zu fragen: „Was spüren Sie?" oder: „Wo spüren Sie es?", und nicht gleich in der Frage die Ergebnisse mit einfließen zu lassen: „Spüren Sie es dort?" Bei dieser geschlossenen Frage werden die meisten Gruppenmitglieder nicken und nicht mehr selbst eine Wahrnehmungslenkung vornehmen. Immer wieder sind Übungsleiter versucht, die Antworten gleich mit in die Frage einfließen zu lassen. Dies steht aber der individuellen Wahrnehmungslenkung seitens der Teilnehmer und damit der Vermittlung von Effekt- und Handlungswissen entgegen.

8.2 Kursleiterverhalten in Sturzprophylaxegruppen

In den Sturzprophylaxegruppen trifft der Kursleiter auf Teilnehmer, die häufig unterschiedliche Einschränkungen auf kognitiver und physischer Ebene haben. Der Kursleiter wird dabei stark gefordert, individuell und differenziert auf diese Teilnehmer der Gruppe einzugehen. Auch sollte er in der Lage sein, die Anforderungen der jeweiligen Situation schnell zu erkennen, um mit den vielfältigen Möglichkeiten der Didaktik und Methodik die gewünschten Lernziele besser zu verwirklichen. Gerade Menschen, die schlecht hören oder sehen, haben Schwierigkeiten, sich in neuen und ungewohnten Situationen zurechtzufinden. Ebenso erfordern kognitive Veränderungen oder leichte Formen der Demenz spezielle Wege der Vermittlung. Der Satz: „Ich höre, was du sagst, aber ich verstehe nicht, was du meinst", trifft diese Situation sehr passend.

8.2.1 Didaktisch-methodische Grundsätze in der Sturzprävention

Folgende didaktischen und methodischen Grundsätze sind für die Planung, Gestaltung und Vermittlung des Trainings wichtig:

- Differenzierung
- Planmäßigkeit
- Bewusstheit
- Anschaulichkeit
- Vielseitigkeit
- Selbsttätigkeit
- Bedeutsamkeit
- Umsetzbarkeit

a) Differenzierung

Das Ziel eines Sturzprophylaxekurses ist es, den Teilnehmer der Gruppe mit seinen vorhandenen Ressourcen bestmöglich zu fördern, ohne ihn zu überfordern. Dazu sollte das Training innerhalb einer Gruppe immer differenzierte und individuelle Angebote bieten. Eine Überforderung führt zu Angst und Angst behindert das motorische Lernen. Unterforderung jedoch verhindert Verbesserungen.

Die anschließend aufgeführten Trainingsprinzipien sollten in Sturzprophylaxegruppen immer zur Anwendung kommen:

Vom Leichten zum Schweren

Beispielsweise können Gleichgewichtsübungen erst im breiten *stabilen Stand,* dann im geschlossenen Stand, über den Semitandem- zum Tandem und zu guter Letzt im Einbeinstand ausgeführt werden. Die Übungen können erst mit offenen Augen, dann mit Veränderung der Blickrichtung und dann mit geschlossenen Augen ausgeführt werden.

Weitere Möglichkeiten des methodischen Aufbaus vom Leichten zum Schweren:

- Von der Stabilität, über die Labilität zur Instabilität.
- Von langsamer Übungsdurchführung zu immer schneller werdender Durchführung.

Praktisches Beispiel zum *stabilen Stand*
Breiter Stand ➢ enger Stand ➢ geschlossener Stand ➢ Semi-Tandem-Stand ➢ Tandemstand ➢ Einbeinstand mit Fußspitzenaufsatz ➢ Einbeinstand.

Vom Einfachen zum Komplexen
Hier ein Beispiel für einen methodischen Aufbau vom Einfachen zum Komplexen: Zunächst Gehen, dann Gehen in Kombination mit Fingerübungen, dann Gehen in Kombination mit Fingerübungen und kognitiven Aufgaben und schließlich Gehen in oben genannter Kombination und zusätzlicher Veränderung der Licht-, Boden- oder Geräuschverhältnisse.

Vom Bekannten zum Unbekannten
Für sehr viele alte Menschen ist es anfangs sehr wichtig, eine positive Erfahrung gemacht zu haben, indem man eine Übung gut geschafft hat. Dies vermittelt Selbstvertrauen, motiviert, dabeizubleiben und ermuntert die Menschen, sich auch an eine etwas schwierigere Übung heranzutrauen. Deshalb ist der methodische Aufbau vom Bekannten zum Unbekannten die Voraussetzung, Ängste und Unsicherheiten abzubauen und auch deren Folgeerscheinungen, wie eine Erhöhung der Muskelspannung oder die Schwierigkeit, neue Bewegungsmuster anzubahnen, zu verhindern.

b) Planmäßigkeit

Unter *Planmäßigkeit* versteht man einen methodischen Aufbau, der ein genaues Kursziel und weitere Einzelziele exakt definiert und gezielt ansteuert. Dabei ist es wichtig, die definierten Ziele (Soll-Wert) regelmäßig an die tatsächliche Situation (Ist-Wert) anzupassen. Dies ist die Voraussetzung für ein effektives, funktionelles Vorgehen und erhält die Motivation und Begeisterung der Teilnehmer für die Bewegung. Die Durchführung von motorischen Tests, die genaue Kontrolle der Bewegungen und Fragen des Teilnehmers liefern Informationen über die aktuelle Situation.

c) Bewusstheit

Die Bewusstheit über die eigene Bewegung und über Körperreaktionen ist ein wesentlicher Bestandteil beim Erlernen und Speichern neuer Informationen. Gerade älteren Menschen fällt es schwer, den eigenen Körper und die Bewegung wahrzunehmen. Hinweise und Fragen zu bestimmten körperlichen Reaktionen und Zustände können helfen, ein bewusstes Körperbild zu entwickeln.

d) Anschaulichkeit

In der Sturzprophylaxe ist die anschauliche Darstellung der Inhalte wichtig. Den Teilnehmern muss deutlich gemacht werden, warum sie genau diese und keine anderen Übungen machen. Sie brauchen Kenntnisse über die Auswirkungen des Trainings.

Da man jedoch davon ausgehen muss, dass die Teilnehmer – je nach Alter und Belastbarkeit – sensorische Einschränkungen der Informationsaufnahme aufweisen, müssen diese Informationen so anschaulich wie möglich vermittelt werden.

Praktische Tipps für eine möglichst anschauliche Vermittlung von Informationen in einer Sturzprophylaxegruppe:

- Die verbale Ansage sollte laut und deutlich sein. Dabei sollte man sich auf das Wesentliche konzentrieren. Lediglich eine, in Ausnahmefällen zwei Bewegungsanweisungen sind zeitgleich umsetzbar.
- Eine bildhafte Sprache erleichtert die Aufnahme von Informationen, zum Beispiel *Bärenstand* als Begriff für *stabiles Stehen*, der Luftballon, der zur Decke zieht, als Begriff für die Aufrichtung der Wirbelsäule.
- Das Ansagen von Übungen sollte immer durch die Demonstration der Bewegung begleitet werden. Die gewünschte Bewegung sollte möglichst fehlerfrei demonstriert werden!
- Um eine Bewegung erspüren und möglichst exakt umsetzen zu können, kann es sinnvoll sein, dass der Trainer taktile Hinweise gibt.
- Der Einsatz von Musik in Sturzpräventionsgruppen sollte dezent sein und die akustischen Schwierigkeiten der Teilnehmer berücksichtigen. Viele unterschiedliche Geräusche führen zu einer Verschlechterung der Konzentration und erschweren das Üben.
- Fehlerkorrekturen sollten direkt während der Bewegungsausführung erfolgen und möglichst positiv formuliert werden. Die Worte „nicht" oder „falsch" führen dazu, dass die Aufmerksamkeit auf das Unerwünschte gerichtet wird. Nur, wenn eine Bewegung wirklich gefährlich ist, sollte sie als Fehler herausgestellt werden.
- Farbkontraste auf Boden, Unterlage, Wand oder auch bei den Handgeräten erleichtern die Aufnahmegeschwindigkeit und verbessern den Bewegungsfluss.

e) Vielseitigkeit

Bekanntes gibt Sicherheit. So kann die Kenntnis der eigenen körperlichen Möglichkeiten helfen, in neuen und ungewohnten oder auch angstbesetzten Situationen darauf zurückgreifen zu können. Die Erweiterung des Gewohnten durch neue Übungen, Veränderungen durch neue Geräte oder Veränderungen der Umgebung können die Motivation erhöhen und die Entwicklung fördern.

f) Selbstständigkeit

Es ist sinnvoll, während des Trainings die Selbstständigkeit der Teilnehmer zu fördern. Dies erhöht die Akzeptanz für das Training und unterstützt den Transfers des Gelernten in den Alltag, zum Beispiel bei der Dosierung der Belastung oder bei der Unterstützung.

g) Bedeutsamkeit

Erst wenn ein emotionaler Bezug hergestellt werden kann, wenn das Training also einen Sinn für den Übenden hat, wird das neu Erlernte effektiv und dauerhaft im Gedächtnis gespeichert.

h) Umsetzbarkeit

Die Übungen, die Trainer den Teilnehmern anbieten, müssen gut dosiert und umsetzbar sein. Wenn eine Anforderung oder eine Übung erfolgreich bewältigt wird, erhöht das die Motivation und reduziert die Angst.

8.2.2 Spezielle Unterrichtsmethoden

a) Wahrnehmungslenkung

Unter **Wahrnehmungslenkung** wird in der heutigen Praxis die bewusste Lenkung der Aufmerksamkeit auf bestimmte Aspekte einer Bewegung und deren Auswirkungen verstanden. Diese Lenkung der Wahrnehmung wird in der Regel vom Übungsleiter angeregt. In der Sturzprävention macht es zum Beispiel Sinn, die Wahrnehmung der Teilnehmer in komplexen Situationen auf die Körperspannung zu lenken. Sind die Hände zu einer Faust geballt, wenn das Gleichgewicht durch eine instabile Unterlage richtig gefordert wird? Voraussetzung dafür ist, dass die Teilnehmer Gelegenheit bekommen, ihren Körper in vielfältigen Situationen wahrzunehmen und kennen zu lernen. Dazu brauchen sie aber auch genug Raum und genügend Zeit. Außerdem sollten die Teilnehmer dazu angeregt werden, ihre eigenen Wahrnehmungen auszusprechen, dies fördert die Lenkung auf eine bestimmte Wahrnehmung zusätzlich. Folgendes Vorgehen kann erfahrungsgemäß empfohlen werden: Ausprobieren - Wahrnehmungen verbalisieren – Wiederholung der Übung, da die Teilnehmer eventuell neue Wahrnehmungen erfahren können.

b) Blitzlicht

Die Methode des *Blitzlichts* ist sinnvoll, um die Teilnehmer einer Sturzgruppe dazu anzuregen, sich zu verbal äußern. Beim *Blitzlicht* stehen alle Teilnehmer im

Kreis. Ein Gegenstand wird herumgegeben und alle Teilnehmer, auch die ansonsten zurückhaltenden Teilnehmer, bekommen die Gelegenheit, sich zu ihren Erfahrungen oder Erwartungen zu äußern. Das Herumreichen eines Gegenstandes bewirkt, dass jeder Einzelne die Aufmerksamkeit der gesamten Gruppe bekommt, ohne dass die anderen Teilnehmer eine Bewertung des Gesagten vornehmen. So bekommt jeder Teilnehmer die Zeit, den Raum und die Aufmerksamkeit, um seine Erfahrungen oder Erkenntnisse mitteilen zu können. Das *Blitzlicht* kann grundsätzlich auch als Instrument der Qualitätssicherung dienen, z. B. wenn man als Kursleiter herausfinden möchte, ob die wichtigsten Stundeninhalte bei den Teilnehmern angekommen sind, oder ob die Teilnehmer in einer Einheit über- oder unterfordert wurden.

8.2.3 Umgang mit leicht dementen Teilnehmern

Auf Grund der demografischen Entwicklung nimmt die Zahl der an Demenz erkrankten älteren Menschen deutlich zu und wird auch in Zukunft weiter steigen. Dies führt dazu, dass auch in den Sturzprophylaxegruppen, die für zu Hause lebende ältere Menschen organisiert werden, Personen mit leichten demenziellen Symptomen auftauchen. Da Übungsleiter und Trainer in der Regel wenig Erfahrungen im Umgang mit diesen Erkrankten haben, sind im Folgenden einige Tipps zum Umgang aufgeführt.

- Kurze Sätze bilden und das Wesentliche an den Anfang oder das Ende eines Satzes setzen.
- Schlüsselbegriffe verwenden und möglichst bekannte Begriffe einsetzen.
- Langsam und klar sprechen.
- Ausdruck und Aussage im klaren Zusammenhang präsentieren.
- Vermeiden von Ansprachen mit „Wir“; „Ich“ und „Sie“ oder „Du“ einsetzen.
- Entscheidungsfragen führen bei den betroffenen Teilnehmern häufig zu Angst.
- Vorkenntnisse nutzen.
- Kinästhetische und taktile Reize als wichtigste Hilfe, Dinge, Personen und das eigene Ich wahrzunehmen. Das Streichen des Rückens beispielsweise fördert die Aufrichtung.
- Aktivieren vielfältiger Sinneskanäle. Dabei sollte die Reizdauer nicht zu kurz erfolgen.
- Vielfältiger Einsatz von reizintensiven Materialien.

- Das Lernen und Begreifen kann gut über das Bewegungsgedächtnis, also über sogenannte *Automatismen*, erfolgen. So verbindet man mit einem Rüffel häufig das Ausstrecken des Zeigefingers, die Aussage: „Ich weiß es nicht", wird mit dem Hochziehen der Schultern in Verbindung gebracht, der Lügner kriegt die lange Nase gezeigt und der Augenzwinkerer bedeutet eine Kontaktaufnahme.
- Führen von Bewegungen durch sanfte Berührungen.
- Keine Überforderung. Negative Gefühle führen zu Angst und Stress, was das Üben erschwert oder unmöglich macht.
- *Validierung:* Erkennen und Ernstnehmen der Gefühle bzw. der inneren Welt, in welcher die betroffene Person sich in der Situation befindet. So sollte nicht gegen eine aufkommende Angst oder Wut argumentiert werden, sondern man sollte versuchen, sich empathisch in diese Situation hineinzuversetzen. Dadurch fühlt sich die betroffene Person ernst genommen und kann die angebotene Hilfe besser annehmen.
- Biografiearbeit nutzt die Erkenntnisse aus zurückliegenden Lebensabschnitten der betroffenen Person. Diese können beispielsweise zur Bewegungsbeschreibung herangezogen werden: Statt die Arme hochzuführen, kann für eine Hausfrau das Aufhängen der Wäsche herangezogen werden, wohingegen der ehemalige Maler das Streichen der Decke vor Augen hat.
- Eine ruhige und entspannte Atmosphäre schaffen.
- Übungen mit sozialen Interaktionen bevorzugen.

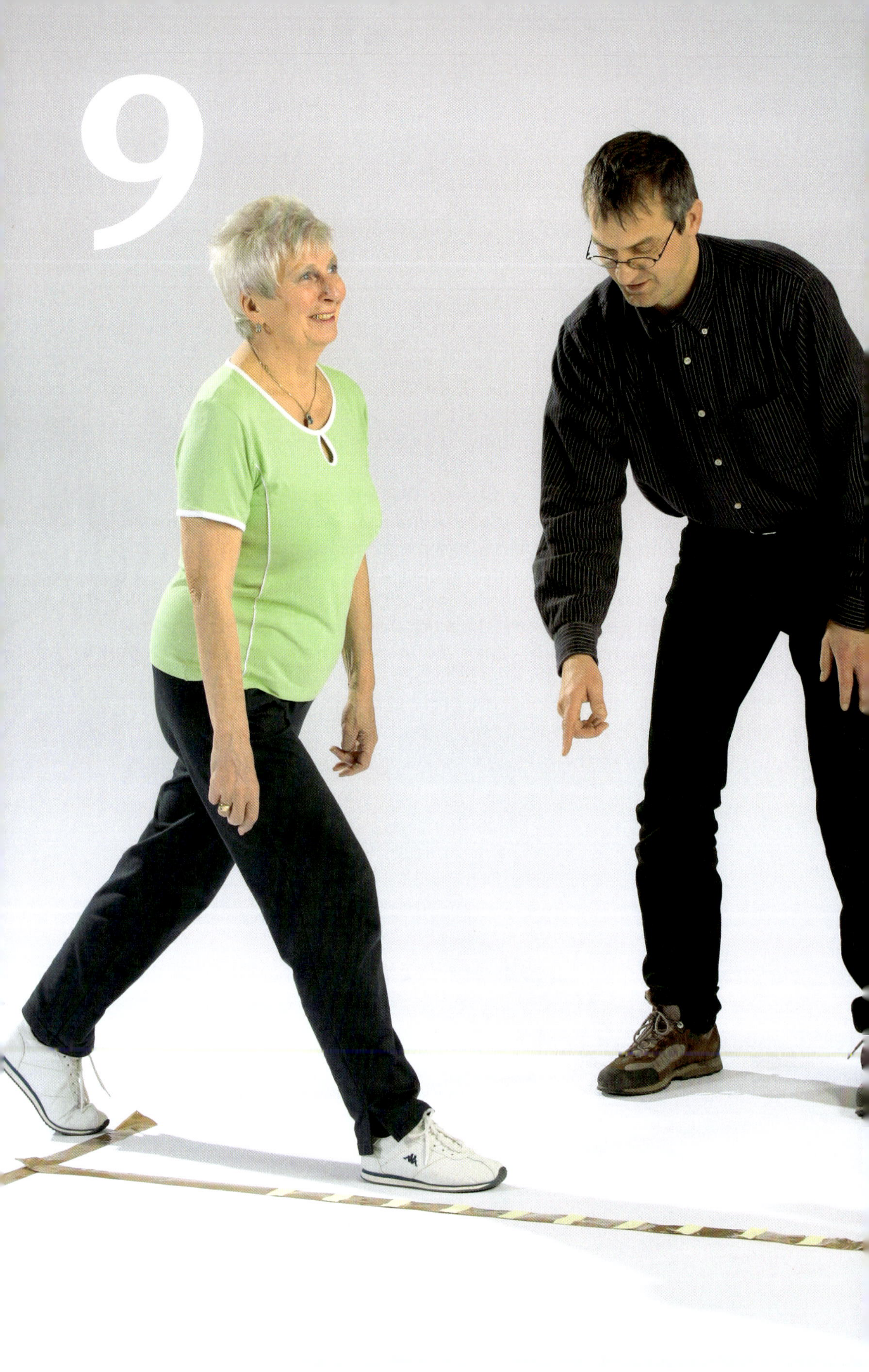
9

9 Was Übungsleiter sonst noch wissen sollten

Übungsleiter und Trainer, die Kurse oder Gruppen zur Sturzprophylaxe durchführen, sollten über die Fähigkeiten und das Wissen des körperlichen Trainings hinaus über einige Zusatzkenntnisse verfügen. Denn: Oft sind die Übungsleiter wichtige Vertrauenspersonen und deshalb auch wichtige Ansprechpartner für die älteren Menschen. Sie sollten etwas darüber wissen, wie äußere Sturzrisiken vermieden oder beseitigt werden können, um den Menschen ein paar Tipps geben zu können. Besser ist es jedoch, auf regionale Beratungsstellen verweisen zu können, bei denen sich die Teilnehmer umfassend und professionell informieren können.

Trainer sollten auch wissen, dass es Hüftprotektoren gibt und wie diese wirken. Die Zielgruppe der Vereinsmitglieder wird wahrscheinlich noch keine Hüftprotektoren benötigen. Trotzdem ist es sinnvoll, im Groben etwas darüber zu wissen. Falls ein Teilnehmer ernsthaft an der Anschaffung eines Hüftprotektors interessiert ist, kann der Übungsleiter an den behandelnden Hausarzt oder an ein Sanitätshaus verweisen.

9.1 Äußere Sturzrisiken vermeiden und beseitigen

9.1.1 Stabile Hausschuhe oder rutschfeste Socken tragen

Diejenigen älteren Menschen, die zu Hause Hausschuhe ohne festen Halt an der Ferse und ohne seitliche Stabilisierung tragen, haben ein höheres Risiko zu stürzen. Deshalb sollten Ältere auch zu Hause feste Schuhe tragen, zum Beispiel bequeme Turnschuhe. Alternativ sind auch dicke Socken mit rutschfester Sohle möglich.

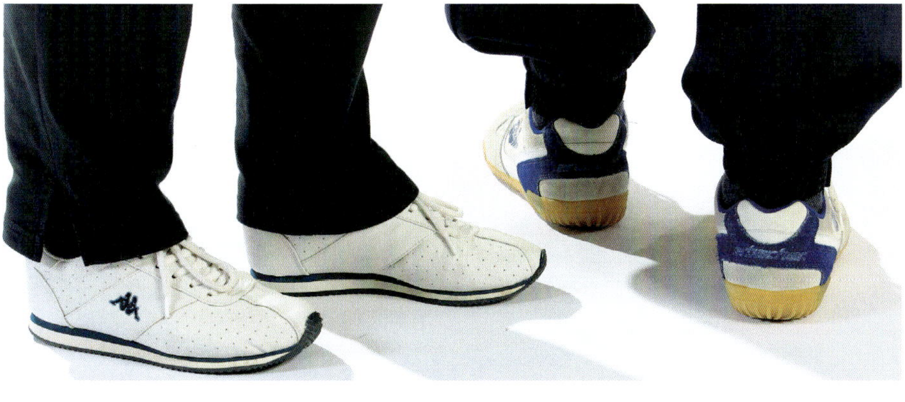

9.1.2 Sturzrisiken in der Wohnung vermeiden

- In der Wohnung sollten keine Stolperfallen im Weg sein, zum Beispiel offen herumliegende Kabel oder hochstehende Teppichkanten. Teppiche oder Läufer können leicht wegrutschen. Tipps: Die Kabel sollten neu verlegt werden, am besten an den Leisten oder an der Wand entlang. Teppiche und Läufer können am Boden mit Teppichklebeband fixiert werden.
- Es sollte überall ein freier Durchgang möglich sein und keine unnötigen Dinge im Weg herumstehen.
- Alle Zimmer, Flure und wichtige Ecken sollten gut und hell genug beleuchtet sein.

9.1.3 Auf gute Beleuchtung achten

Jeder, der älter wird, sollte die Beleuchtung in seiner Wohnung gut überprüfen. Sind alle Bereiche gut ausgeleuchtet? Falls nicht, müssen mehr Lampen angebracht werden. Auch die Stärke der Glühbirnen muss überprüft werden. Ist das Licht wirklich hell genug, um auch nachts genug zu erkennen? Es ist kein Problem, schwache Birnen gegen stärkere auszutauschen. Man unterscheidet direkte von indirekter Beleuchtung. Bei der indirekten Beleuchtung entfaltet sich die Helligkeit nach Anstrahlung einer weißen Wand oder Decke. Diese wird meist als angenehmer empfunden und ist auch sicherer, da so Blendeffekte vermieden werden können. Es ist besonders wichtig, dass Treppen oder einzelne Stufen innerhalb der Wohnung gut ausgeleuchtet sind. Es macht Sinn, eine gute Treppenhausbeleuchtung montieren zu lassen. In besonders risikoreichen Bereichen der Wohnung (zum Beispiel auf dem Weg vom Bett zur Toilette) kann es sinnvoll sein, einen Bewegungsmelder anzubringen oder eine Energiesparlampe während der Nacht brennen zu lassen.

9.1.4 Badezimmer und Toilette

Badezimmerfliesen sind rutschig, vor allem, wenn sie nass sind. Heute gibt es rutschfeste Fliesen. Diese sind stumpfer und bieten deshalb auch, wenn sie nass sind, mehr Halt und Standsicherheit.

Zusätzlich sollten die „kritischen Bereiche", zum Beispiel die Stellen vor dem Waschbecken, der Badewanne und vor dem Duschausstieg, mit gummierten Anti-Rutsch-Matten ausgelegt werden.

Wichtig ist auch der sichere Einstieg in die Badewanne oder die Dusche. Dabei helfen Haltegriffe, die vor und in der Wanne oder der Dusche angebracht sind. Doch: Nur gut befestigte Haltegriffe sind auch sicher. Die Griffe müssen solide an der Wand festgeschraubt sein. Im Zweifel sollten alle Haltegriffe überprüft werden: Man muss sich mit seinem vollen Gewicht daran festhalten können, ohne dass die Griffe sich lockern.

Handtücher und Badeutensilien sollten in der unmittelbaren Nähe liegen und ohne großen Balanceakt greifbar sein.

Falls Menschen bereits deutliche Standsicherheitsprobleme haben, ist es sinnvoll, eine bodengleiche Dusche mit Duschsitz zu haben. Diese kann man möglicherweise auch noch nachträglich in das Bad einbauen lassen.

9.1.5 Der Weg vom Bett zum Badezimmer

Der Weg vom Bett zum Badezimmer sollte im Hinblick auf mögliche Stolperfallen besonders kritisch begutachtet werden. Denn diesen Weg geht man wahrscheinlich nachts mindestens 1 x, vielleicht sogar häufiger. Er sollte grundsätzlich völlig freigeräumt sein, sodass nichts im Weg steht. Am besten ist es, wenn dieser Weg nachts beleuchtet ist. Vielleicht sollte deshalb nachts immer ein kleines Licht im Haus brennen, damit der Gang auf die Toilette nicht im Stockdunkeln gemacht werden muss. Möglich ist auch die Installation eines Bewegungsmelders.

9.1.6 Das Wohnzimmer

Im Wohnzimmer sollte man die Stolperstellen, zum Beispiel durch Teppichränder oder Türschwellen zum Balkon, beseitigen. Teppiche können mit Teppichklebeband am Boden fest verklebt werden. Es gibt rutschhemmende Teppichunterlagen. Das gesamte Wohnzimmer sollte sehr gut ausgeleuchtet sein, weil man sich in diesem Raum wahrscheinlich sehr häufig aufhält.

9.1.7 Das Schlafzimmer

Im Schlafzimmer braucht man einen Lichtschalter, der vom Bett aus gut erreichbar ist. Alternativ kann auch ein Bewegungsmelder angebracht werden. Um das Bett herum benötigt man genug Platz, um sich sicher fortbewegen zu können.

9.1.8 Treppen

Treppen sollten an beiden Seiten mit einem Handlauf versehen sein. Den braucht man besonders dringend beim Hinuntergehen. Der Bodenbelag der Treppenstufen muss rutschfest sein. Es gibt spezielle Gleitschutzstreifen. Eine gute und helle Treppenbeleuchtung ist wichtig.

9.1.9 Wer Höheres erreichen will

Es liegt auf der Hand, dass es besonders riskant ist, wenn man sich auf einen wackeligen Hocker oder einen Stuhl stellt, um aus dem Schrank ganz weit oben etwas herauszuholen. Man stellt sich auf die Zehenspitzen, der Hocker wackelt und schon rutscht man aus und liegt auf dem Boden. Genauso riskant ist das Abnehmen oder Aufhängen von Gardinen. Ältere Menschen sollten sich in diesen Situationen besser Hilfe holen, wenn sie sich nicht sicher fühlen. Und – auf keinen Fall einen Hocker oder einen Stuhl benutzen, um sich darauf zu stellen. Wenn schon, dann ist es besser, eine stabile und geprüfte Haushalts- oder Trittleiter einzusetzen. Achtung: Nicht auf die Zehenspitzen stellen, sondern immer mit der ganzen Sohle fest auf der Trittfläche stehen bleiben.

9.2 Was Übungsleiter über Hüftprotektoren wissen sollten

Mehrere große Studien haben mittlerweile belegt, dass Hüftprotektoren vor allem bei Heimbewohnern eine wirksame Methode zur Verhinderung von Frakturen im Hüftgelenkbereich darstellen. Es handelt sich dabei um Hosen, bei denen seitlich Polster oder Hartschalen eingearbeitet sind. Vereinsmitglieder sind in der Regel noch so mobil und fit, dass sie keine Hüftprotektoren tragen bzw. tragen sollten. Dennoch sollte der Übungsleiter wissen, dass es für sehr immobile Teilnehmer, die ein hohes Sturzrisiko haben, dieses Hilfsmittel gibt. Er sollte wissen, wie es wirkt und für wen es sinnvoll sein kann, um im Einzelfall eine mögliche weiterführende Beratung durch den Hausarzt empfehlen zu können.

Der Wirkmechanismus des Hüftschutzes basiert auf dem Prinzip der Schockabsorption und der Kraftverteilung auf das umliegende Gewebe. Die bei dem Sturz auf den Trochanter bzw. Oberschenkelhals einwirkenden Kräfte werden verringert bzw. umverteilt. Mittlerweile werden bis zu 10 verschiedene Hüftprotektoren auf dem Markt angeboten. Sie unterscheiden sich im Hinblick auf das Material, ihre Anwenderfreundlichkeit und die Kosten. Die auf dem Markt vertretenen Produkte unterscheiden sich vor allem bezüglich der verwendeten Polstermaterialien bzw. der verwendeten Schalen. In Skandinavien, Australien und Deutschland wurden bislang die größten Untersuchungen zur Wirkung von Hüftprotektoren bei Heimbewohnern durchgeführt.

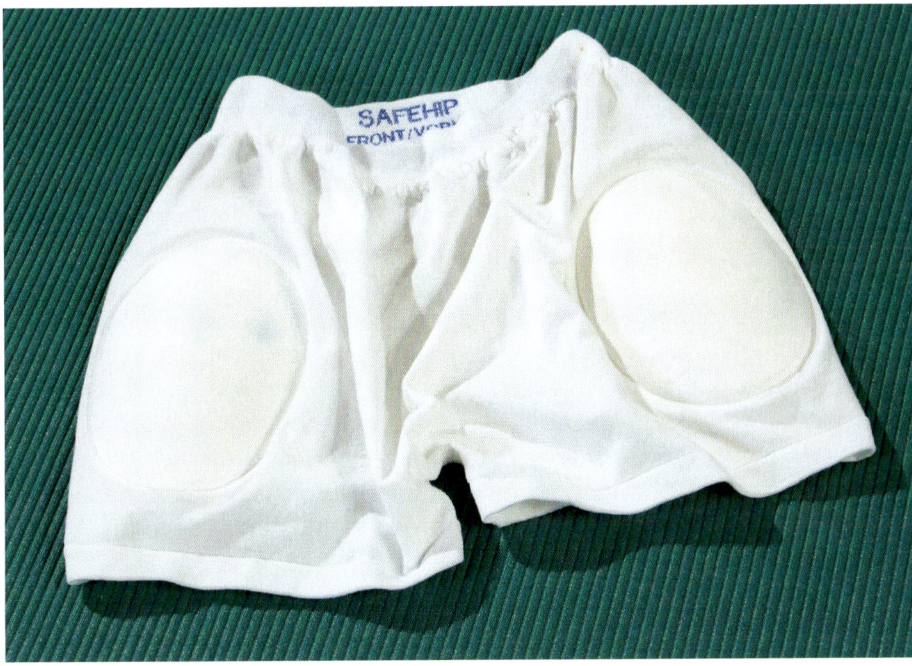

Die Reduktion der Frakturraten reichte zwischen 0 bis 70 %. Entscheidend für den Erfolg des Einsatzes der Hüftprotektoren ist, neben dem eingesetzten Produkt, die Unterstützung der Pflegemitarbeiter und die Aufklärung der Betroffenen.

Viele Träger von Hüftprotektoren berichten, dass sie sich mit dem Tragen eines Hüftprotektors sicherer fühlen und weniger Angst haben. Durch die Reduktion der Sturzangst wird die Mobilität gefördert. Erhältlich sind auch Hüftprotektoren, die man wie einen Gürtel umschnallen kann und die sich deshalb auch gut für die Sicherung schwacher Teilnehmer im Training eignen.

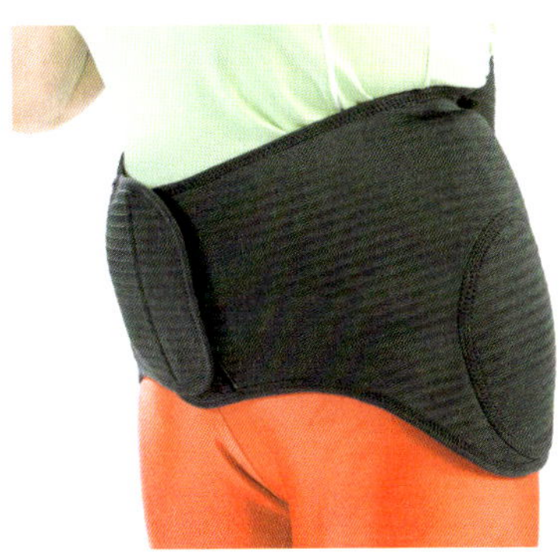

9.3 Was Übungsleiter über schlechtes Sehen wissen sollten

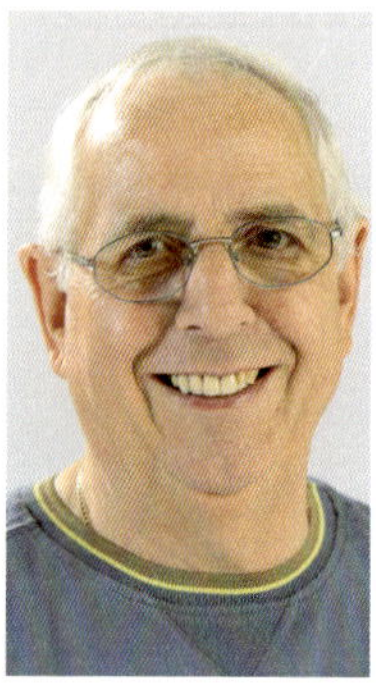

Auch eine eingeschränkte Sicht kann das Auftreten von Stürzen befördern. So sind Einschränkungen des Gesichtsfeldes und der Sehschärfe, unbehandelte Katarrakterkrankungen, Glaukom, Makuladegeneration und Veränderungen der Kontrastsensibilität bekannte Risikofaktoren für Stürze. Aber auch unangemessene Sehhilfen können zur Sturzneigung beitragen. Beispielsweise führt das Tragen von Bifokal- oder Gleitsichtbrillen zu einer Veränderung der Tiefenwahrnehmung. Dadurch wird zum Beispiel die Fähigkeit, Treppenstufen scharf zu sehen, vermindert.

Deshalb ist es besonders wichtig, dass ältere Menschen ihre Augen regelmäßig von einem Augenarzt überprüfen lassen, um Veränderungen der Sehfähigkeit sofort feststellen und ausgleichen zu können.

Wenn Übungsleiter das Gefühl haben, dass einzelne Teilnehmer schlecht sehen, weil Sehschwächen nicht oder nur unzureichend ausgeglichen sind, dann sollte der Übungsleiter den Teilnehmer darauf hinweisen und ihn bitten, einen Augenarzt aufzusuchen.

9.4 Was Übungsleiter über Medikamente wissen sollten

Das Einnehmen von Medikamenten kann das Risiko zu stürzen erhöhen. Insbesondere die Einnahme von Psychopharmaka kann die Mobilität beeinträchtigen. Lang wirksame Schlafmittel oder Schmerzmittel beeinträchtigen das Bewusstsein und erhöhen damit das Sturzrisiko. Die Teilnehmer in den Vereinsgruppen sollten keine bewusstseinseintrübenden Medikamente einnehmen, da das Training unter solchem Medikamenteneinfluss zu risikoreich ist. Die Teilnehmer werden während der Übungsstunde herausgefordert, sie werden an ihre Grenze herangeführt, sie müssen schnell reagieren und motorisch agieren. Diese Fähigkeiten sind jedoch bei Einnahme von sedierenden Medikamenten nur eingeschränkt abrufbar. Das kann zu Unfällen führen.

Falls Übungsleiter das Gefühl haben, dass Teilnehmer unter Medikamenteneinfluss stehen, der das Bewusstsein eintrübt, sollte der Übungsleiter mit dem Teilnehmer allein darüber reden und auf die Problematik aufmerksam machen. Möglicherweise ist – natürlich nur in Absprache und Abstimmung des Teilnehmers mit seinem behandelnden Arzt – ein Absetzen dieser Medikamente möglich.

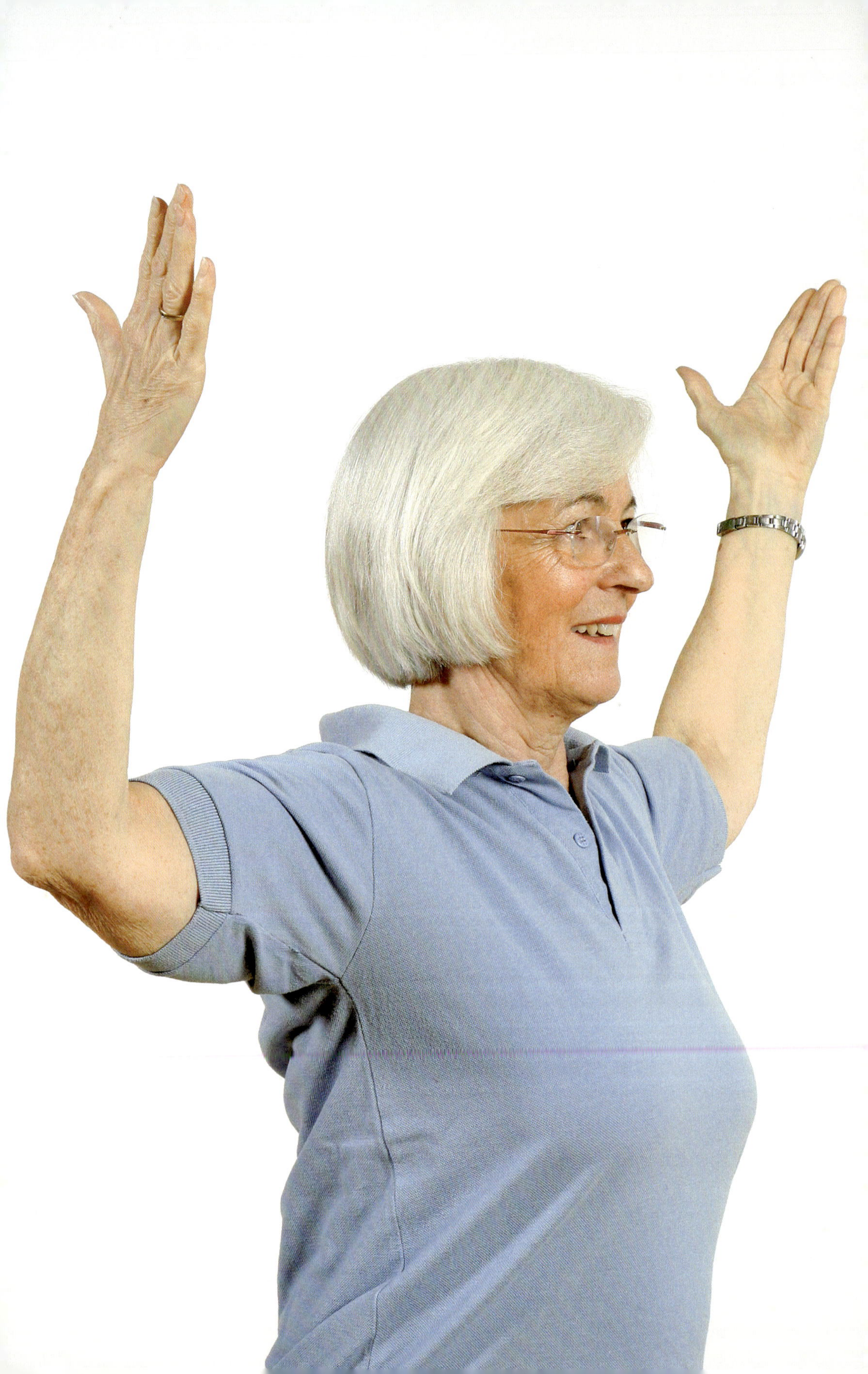

1 Literatur

American Geriatrics Society, British Geriatrics Society and American Academy of Orthopaedic Surgeons Panel on Falls Prevention (2001). Guidelines for the prevention of falls in older persons. *J Am Geriat Soc., 49,* 664-672.

Becker, C., Lindemann, U., & Rißmann, U. (2003). *Sturzprophylaxe: Sturzgefährdung und Sturzverhütung in Heimen.* Hannover: Vincentz Verlag.

Boeckh-Behrens, W.-U., & Buskies, W. (2004). *Fitness-Krafttraining: Die besten Übungen und Methoden für Sport und Gesundheit.* Reinbek bei Hamburg: Rowohlt.

Bös, K. & Brehm, W. (2006). *Gesundheitssport. Ein Handbuch.* Schorndorf: Hofmann.

Brehm, W., Pahmeier, I., Tiemann, M. Ungerer-Röhrich, U., Wagner, P. & Bös, K. (2002). *Psychosoziale Ressourcen – Arbeitshilfen für Übungsleiter/innen.* Hrsg.: Deutscher Turner-Bund.

Brehm, W., Pahmeier, I., Tiemann, M., Ungerer-Röhrich, U., Wagner, P. & Bös, K. (2006). *Psychosoziale Gesundheitsressourcen.* Frankfurt: Deutscher Turner-Bund (Hg.).

Bundesinitiative Sturzprävention (2009). *Empfehlungspapier für das körperliche Training zur Sturzprävention bei älteren, zu Hause lebenden Menschen.* Frankfurt. Abrufbar über www.dtb-online.de/gymwelt/Ältere/Sturzprophylaxe/Bundesinitiative Sturzprävention

Campbell A. J., Spears G. F., & Borrie M. J. (1990). Examination by logistic regression modelling of the variables which increase the relative risk of elderly women falling compared to elderly men. *J Clin Epidemiol, 43,* 1415-1420.

Diemer, F. & Sutor, V. (2007). *Praxis der medizinischen Trainingstherapie.* Stuttgart: Thieme.

Feder, G., Cryer, C., Donavan, S. et al. (2000). Guidelines for the prevention of falls in older people. *Brit Med J, 321,* 1007-11.

Freiberger, E. & Schöne, D. (2010). *Sturzprophylaxe im Alter.* Köln: Deutscher Sportärzte Verlag.

Gardner, M. M., Robertson M. C. & Campbell A. J. (2000). Exercise in preventing falls and fall-related injuries in older people: A review of randomised controlled trials. *Br J Sports Med, 34,* 7-17.

Gillespie, L. D., Gillespie, W. J., Cumming, R., Lamb, S. E. & Rowe B. H. (2005). Interventions to reduce the incidence of falling in the elderly. Musculoskeletal injuries. *Module of the Cochrane Database of Systematic Reviews, Issue 3.*

Häfelinger, U. & Schuba, V. (2009). *Koordinationstherapie. Propriozeptives Training.* Aachen: Meyer und Meyer.

Jasper, B. & Regelin, P. (2009). *Geistig fit und mobil bis ins hohe Alter.* Stuttgart: TRIAS.

Kempf, H. (Hrsg.). (2010). *Die neue Rückenschule.* Heidelberg: Springer.

Kolb, M. (2009). *Spiele in Herz- und Alterssport.* Aachen: Meyer und Meyer.

Kron, M., Loy, S., Sturm, E., Nikolaus, T. & Becker, C. (2003). Risk indicators for falls in institutionalized frail elderly. *Am J Epid, 158,* 645-653.

Meier-Ruge, W. (Hrsg.). (1993). *Die dementielle Hirnerkrankung im Alter.* Freiburg i. B.: Karger.

Meise, H. & Ratajczyk, G. (2007). *Thera-Band® und Bodytrainer Tubing. Aus der Praxis für die Praxis.* Aachen: Meyer und Meyer.

Möllenhoff, H., Weiß, M. & Heseker, H. (2005). *Muskelkräftigung für Senioren. Ein Trainingsprogramm zum Erhalt und zur Verbesserung der Mobilität.* Hamburg: Behr's Verlag.

Nagel, V. (1997). *Fit und geschickt durch Seniorensport.* Hamburg: Czwalina.

Pfeifer, K. (2007). *Rückengesundheit.* Köln: Deutscher Ärzte Verlag.

Reece, A. C. & Simpson, J. M. (1996). Preparing older people to cope after a fall. *Physiotherapy, 82,* 227-235.

Regelin, P., Winkler, J., Nieder, F. & Brach, M. (2007). *Fit bis ins hohe Alter. Mobil bleiben, selbstständig sein, Stürze vermeiden.* Aachen: Meyer und Meyer.

Regelin, P. (2007). *Vital und beweglich – ein Leben lang. 70 alltägliche Übungen für einen sicheren Gang, für mehr Kraft und Schwung, beugt Stürzen vor.* Stuttgart: TRIAS Verlag in MVS Medizinverlage.

Shumway-Cook, A. & Woollacott, M. (1995). *Motor control.* Baltimore: Williams & Wilkins.

Stöhr, U. (2007). *Seniorenspielbuch. Reaktivierung Dementer in Pflege und Betreuung.* Wien: Springer-Verlag.

Tideisksaar, R. (2008). *Stürze und Sturzprävention.* Bern, Huber, 2. Auflage.

Tinetti, M., Speechley, M. & Ginter, S. (1988). Risk factors for falls among elderly persons living in the community. *N Engl J Med, 319,* 1701-07.

Winkler, J., Regelin, P., Brach, M., Rott, C., & Haack, C. (2007). *Bewegungs- und Gesundheitsförderung für Hochaltrige.* Frankfurt a. M.: Deutscher Turner-Bund, 3. Auflage.

2 Kopiervorlagen

Heimtrainingsprogramm

für: ______________________________ Datum: ____________

für die Woche vom/bis: ____________________

Vorbereitungsübung: ______________________________

Gleichgewichtstraining (zwei Trainingstermine)

Gleichgewichtstraining durchgeführt am: ____________

und am: ____________

Übungen:

Umfang und Intensität:
(z. B. Wiederholungen pro Serie, Zeit)

Übungen	Umfang und Intensität

Krafttraining (ein Trainingstermin)

Krafttraining durchgeführt am: ____________

Übungen:

Umfang und Intensität:
(z. B. Wiederholungen pro Serie, Gewicht)

Übungen	Umfang und Intensität

Ausklang: ______________________________

Kopiervorlage Heimtrainingsprogramm

Motorische Untersuchung

Name, Vorname: ______________________ Datum: __________

Größe: __________ cm Gewicht: __________ kg

Gleichgewicht im Stand

			rechts	links
Offener Stand	s			
Geschlossener Stand	s			
Semi-Tandem-Stand	s	Fuß vorne		
Tandemstand	s	Fuß vorne		
Einbeinstand	s	Standbein		

Bemerkung: ______________________

Gehgeschwindigkeit

Erster Versuch: 10 m in __________ Sekunden, entsprechen __________ m/sec.
Zweiter Versuch: 10 m in __________ Sekunden, entsprechen __________ m/sec.

☐ Ohne Hilfsmittel
☐ Mit Hilfsmittel: ______________________
☐ Test kann nicht ausgeführt werden!

Bemerkung: ______________________

Aufstehen vom Stuhl

Übung wird ausgeführt: Mit gekreuzten Armen ☐
Mit Hilfe der Stuhllehne/n ☐

Fünf Wiederholungen in __________ Sekunden

☐ Test kann nicht ausgeführt werden!

Bemerkung: ______________________

Funktionelle Reichweite

Reichweite ***Erster Versuch:*** __________ cm
Zweiter Versuch: __________ cm

☐ Test kann nicht ausgeführt werden!

Bemerkung: ______________________

Maximale Schrittlänge (jeweils zwei Versuche zur Ermittlung des bevorzugten Beins)

Versuch	***1.***	***2.***	***3.***	***4.***	***5.***
Gültig	☐ ja ☐ nein	☐ ja ☐ nein	☐ ja ☐ nein	☐ ja ☐ nein	☐ ja ☐ nein
Weite [cm]					

☐ Test kann nicht ausgeführt werden!

Bemerkung: ______________________

Kombinierter Aufsteh- und Gehtest (Timed-Up and-Go)

Erster Versuch (ohne Zusatzaufgabe) in _____ Sekunden
Zweiter Versuch (mit Zusatzaufgabe) in _____ Sekunden

☐ Test kann nicht ausgeführt werden!

Bemerkung: ______________________

Kopiervorlage Motorische Untersuchung

3 Zu den Autoren

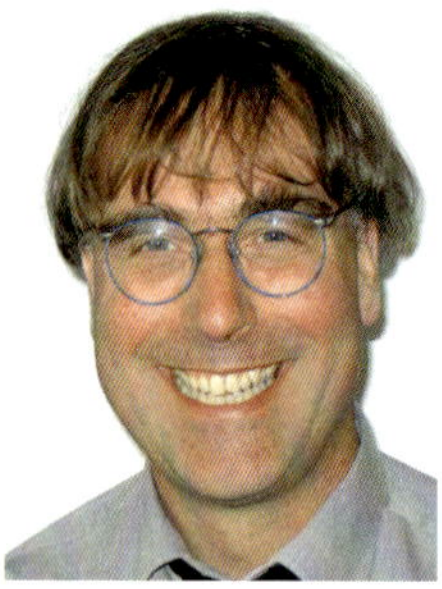

PD Dr. Clemens Becker

Chefarzt der Klinik für Geriatrische Rehabilitation, Robert-Bosch-Krankenhaus Stuttgart. Leiter des baden-württembergischen Programms zur Sturzprävention bei Heimbewohnern. Entwickler des Ulmer Modells. Leiter der Arbeitsgruppe des europäischen Netzwerks zur Sturzprävention (ProFaNE), Leiter der Bundesinitiative Sturzprävention.

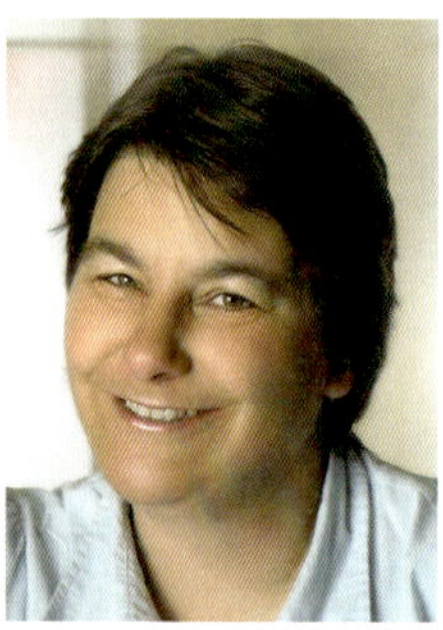

PD Dr. Ellen Freiberger

Sportwissenschaftlerin und Gerontologin. Privatdozentin am Institut für Biomedizin des Alterns der Friedrich-Alexander-Universität Erlangen-Nürnberg, Medizinische Fakultät. Leitung der Forschungsgruppe Bewegung im Alter. Mitglied der Bundesinitiative Sturzprävention. Verantwortlich für die abgeschlossenen Projekte „Standfest im Alter“ und „PREFALL“ und „PREFALLID“.

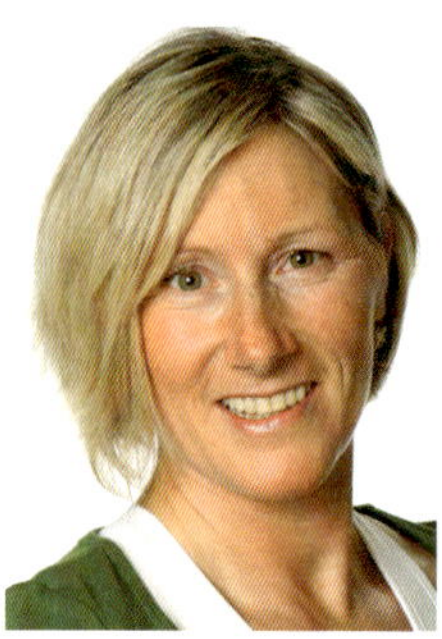

Antje Hammes

Sportwissenschaftlerin M. A. und Sporttherapeutin, Inhaberin eines Gesundheits-/Reha- und Pilates-Studios, mehrjährige Tätigkeit in der Geriatrische Reha Hanau, Rückenschullehrerin, Osteoporosekursleiterin, Leiterin ambulanter Herzsportgruppen, Deutscher Turner-Bund-Ausbilderin und Referentin im Gesundheits- und Seniorensport, Sturzprophylaxe und Rückenschule, angehende Osteopathin.

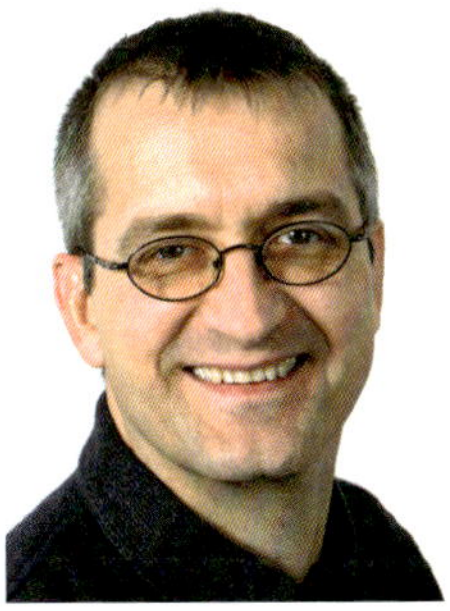

Dr. Ulrich Lindemann
Diplom-Sportlehrer und wissenschaftlicher Mitarbeiter an der Klinik für Geriatrische Rehabilitation, Robert-Bosch-Krankenhaus Stuttgart. Promotion über Trainingsprogramme mit gebrechlichen älteren Menschen. Sporttherapeut in der neuroorthopädischen Rehabilitation und Sturzprävention. Entwickler des evaluierten Bewegungsprogramms zur Sturzprävention bei Heimbewohnern (Ulmer Modell) .

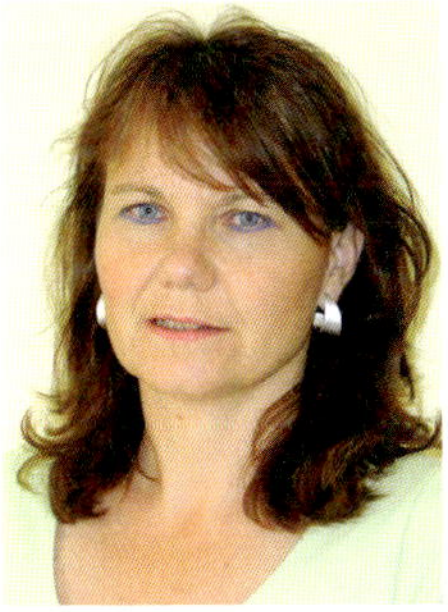

Petra Regelin
Diplom-Sportwissenschaftlerin, Journalistin, Buchautorin. Projektleiterin der mehrfach ausgezeichneten Projekte „Bewegungs- und Gesundheitsförderung für Hochaltrige", „Aktiv bis 100" und „Gehirntraining durch Bewegung". Vizepräsidentin Bildung des Landessportbundes Rheinland-Pfalz und des Rheinhessischen Turner-Bundes. Geschäftsführerin der Landespsychotherapeutenkammer Rheinland-Pfalz.

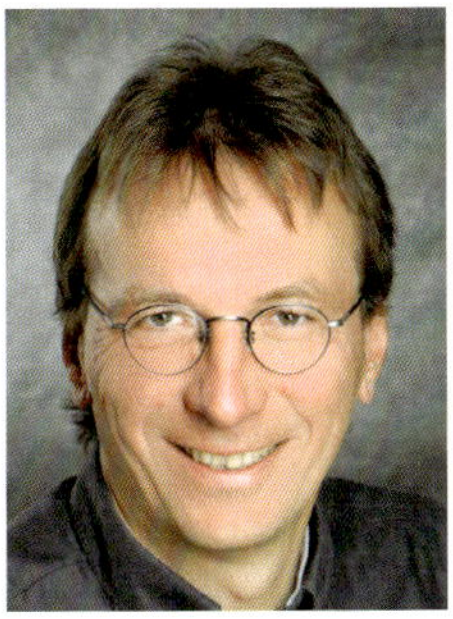

Dr. Jörn Winkler
Examinierter Krankenpfleger, Diplom-Sportwissenschaftler, Sporttherapeut, Geschäftsführender Gesellschafter IMPULS Fitness- und Gesundheitssport GmbH, langjähriger Deutscher Turner-Bund-Ausbildungsleiter „Bewegungs- und Gesundheitsförderung für Hochaltrige", „Rückenschule" sowie „DTB-Fitness-Trainer", Fachbuchautor.

4 Bildnachweis

Coverfotos:	Volker Minkus (agentur@minkusimages.de) Bildreihe oben, mittleres Foto: © Monkey Business/Fotolia.com
Bilder Innenteil:	Volker Minkus (agentur@minkusimages.de) Heiko Wolfraum (fotos@wolfraum.de) Günther Klemens (Robert-Bosch-Krankenhaus)
Covergestaltung:	Sabine Groten
Satz 2. Auflage:	typeline, Alsdorf
Lektorat:	Dr. Irmgard Jaeger

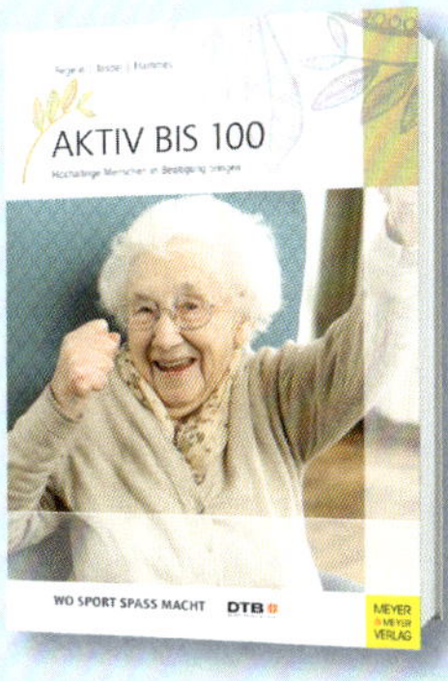

€ [D] 19,95/€ [A] 20,60
ISBN: 978-3-89899-794-2

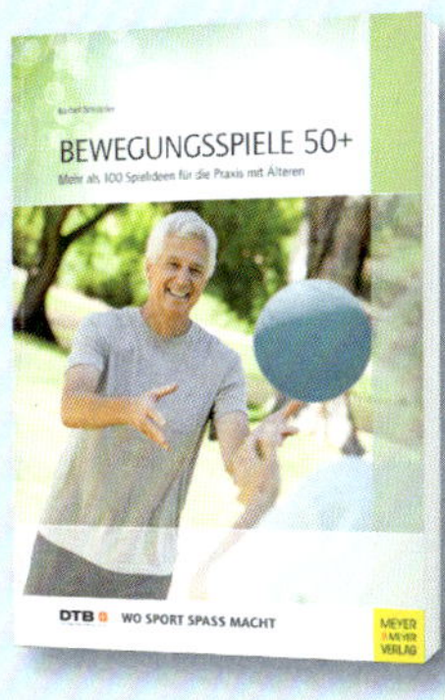

€ [D] 16,95/€ [A] 17,50
ISBN: 978-3-89899-834-5

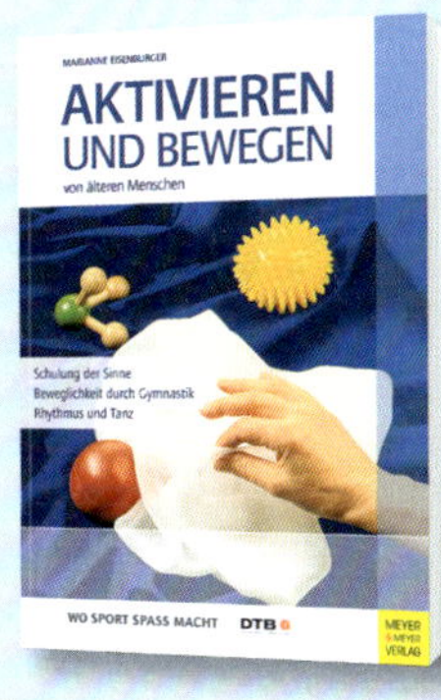

€ [D] 16,95/€ [A] 17,50
ISBN: 978-3-89899-545-0

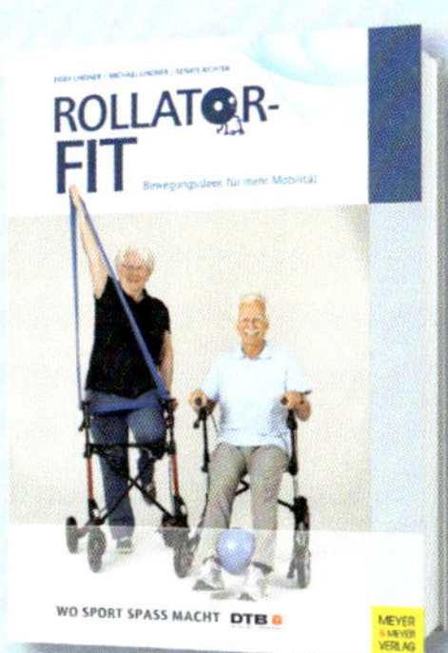

€ [D] 22,95/€ [A] 23,60
ISBN: 978-3-89899-996-0

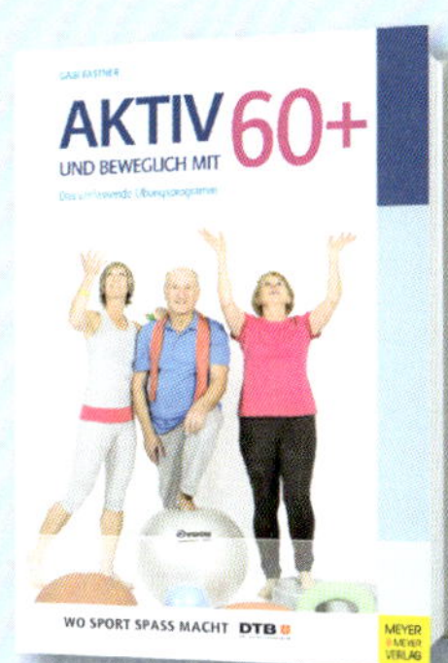

€ [D] 19,95/€ [A] 20,60
ISBN 978-3-89899-997-7

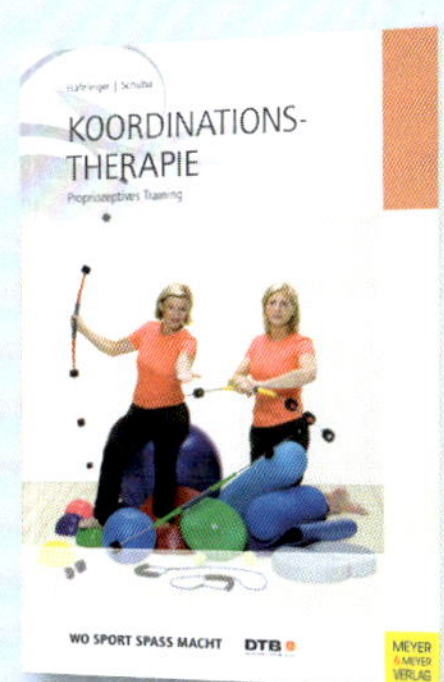

€ [D] 16,95/€ [A] 17,50
ISBN 978-3-89899-571-9

MEYER & MEYER
Fachverlag GmbH
Von-Coels-Str. 390
52080 Aachen

Telefon	02 41 - 9 58 10 - 13
Fax	02 41 - 9 58 10 - 10
E-Mail	vertrieb@m-m-sports.com
Website	www.dersportverlag.de

Unsere Bücher erhalten Sie online oder bei Ihrem Buchhändler.

MEYER
& MEYER
VERLAG

Abonnieren Sie unseren kostenlosen Newsletter unter **www.dersportverlag.de**

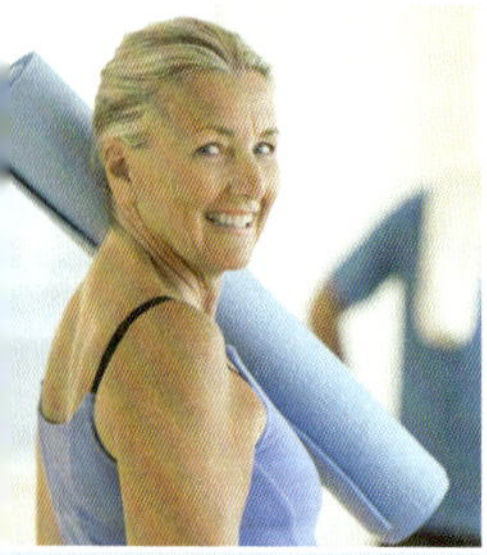

FIT UND GESUND

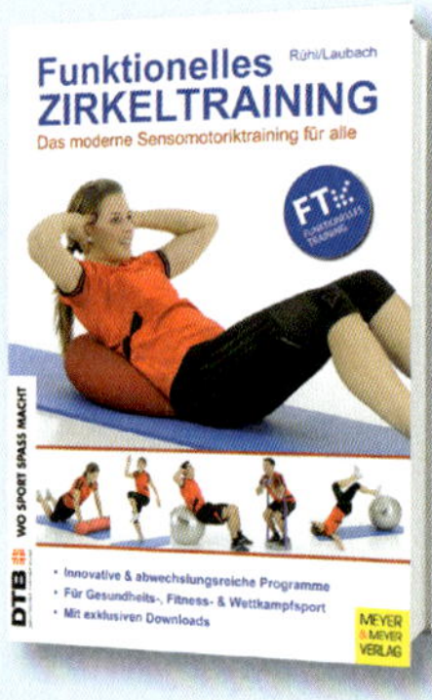

€ [D] 19,95/€ [A] 20,60
ISBN 978-3-89899-664-8

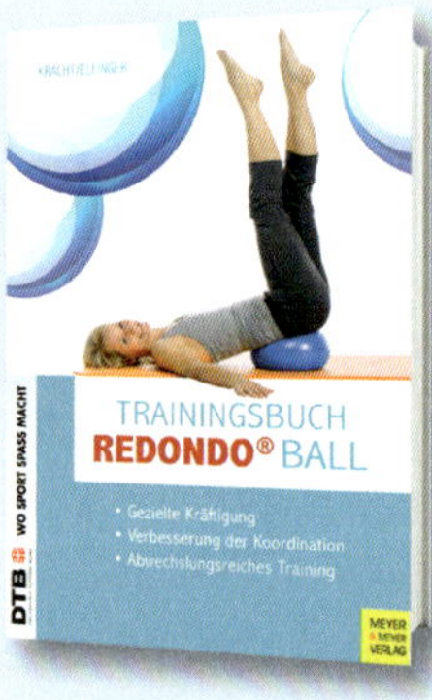

€ [D] 16,95/€ [A] 17,50
ISBN: 978-3-89899-569-6

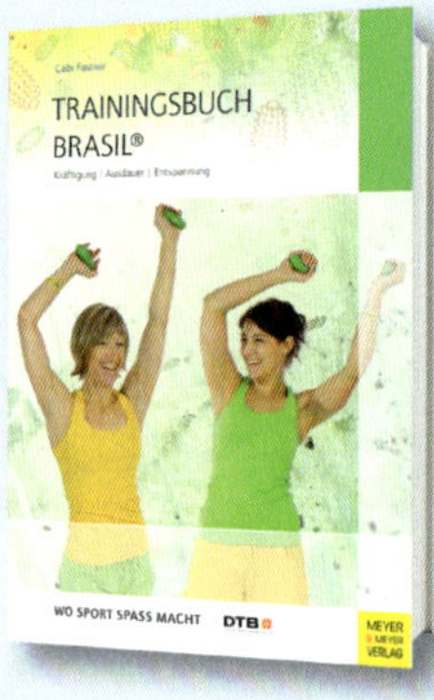

€ [D] 16,95/€ [A] 17,50
ISBN: 978-3-89899-832-1

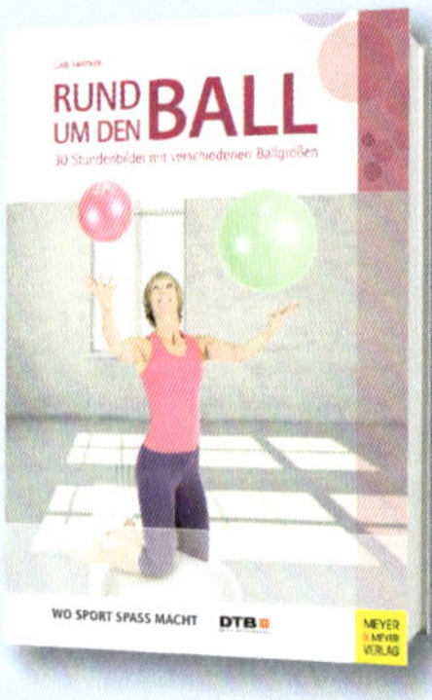

€ [D] 18,00/€ [A] 18,50
ISBN: 978-3-89899-911-3

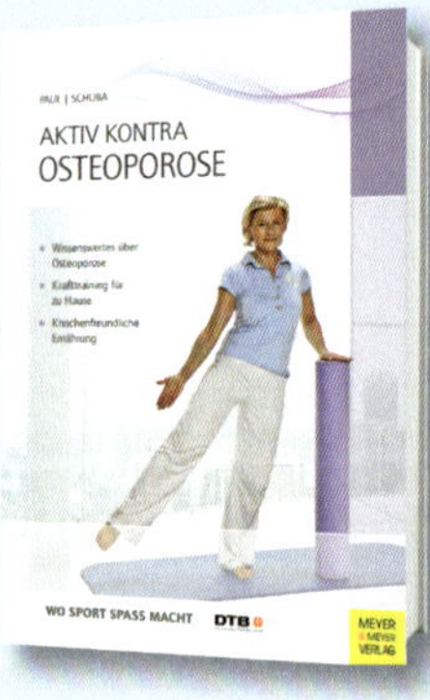

€ [D] 19,95/€ [A] 20,60
ISBN: 978-3-89899-985-4

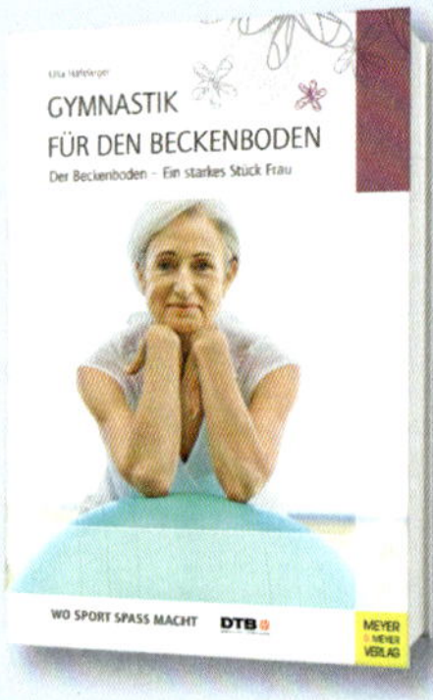

€ [D] 18,95/€ [A] 19,50
ISBN: 978-3-89899-539-9

Preisänderungen vorbehalten und Preisangaben ohne Gewähr! Foto oben links © Hemera/Thinkstock

MEYER & MEYER VERLAG

MEYER & MEYER Verlag
Von-Coels-Str. 390
52080 Aachen

Telefon	02 41 - 9 58 10 - 13
Fax	02 41 - 9 58 10 - 10
E-Mail	vertrieb@m-m-sports.com
Website	www.dersportverlag.de

Unsere Bücher erhalten Sie online oder bei Ihrem Buchhändler.